ATPと食生活栄養革命

バターコーヒー・おからパウダー・食物繊維の力

医学博士・深浦内科クリニック院長
深浦麻人
Fukaura Asato

はじめに

病気を伝えることで、その方のあたりまえの日常があたりまえでなくなる瞬間や、その後の不安な日々と直面せざるをえなくなった方々をたくさん診てきました。そういった現実は、本人はもちろんのこと、関わる家族や関係者にとってもつらいことです。

医師の役割は、そうならないよう予防するために、日常の生活から問題を洗い出していくことから始めます。少なくとも私はそうします。何故なら生活習慣に病気をつくりだす原因が潜んでいる可能性が高いからです。言いにくいことなので、なるべく言葉を選んで苦言を呈したとしても、まず嫌な顔をされて嫌われます。健康を管理するため、修正するための、本当のことというのは、大抵めんどうくさかったり、避けておきたいことが多いからです。

しかし、意を決して一度本気になって正しい知識を理解する気持ちになってほしいのです。そして試しに継続してみる（ここが大切）と、シンプルに成功体験となって、知らず知らずに習慣となり、気付くと清々しく新しい日常生活を送れるはずです。少なくとも自分はそうでしたし、現在もそうです。

そこで問題となるのは、何が正しい知識であり、どこが改めるべき生活習慣なのか、ということです。

食や健康・ダイエットなどに関するあらゆる情報が至るところに散乱しています。その中から正しい情報は選びきれないので、とりあえず有名だから、テレビ、ネットやSNSで紹介されているから、流行ってるから、で選んでしまうのは理解できます。信じてしまえば高価でも突き進んでしまったり、なんとなくの知識と情報だけで試してみたくなるのは仕方ない部分もあります。攪乱情報、フェイクニュースの嵐が吹き荒れる世の中で、正しい健康に関する知識の拠り所はどこにあるのでしょうか。

ヒトが決めてきたものは完璧ではないから事件や事故があれば、たちどころに社会の制度や仕組みも変わります。国のルール（法律や条例など）なぞ、あってないようなもの。経済が主軸の資本主義を正義とする現実がこの先も持続するならば、現場を熟知しない行政や団体などの影響に、健康は委ねられてしまうことになります。

その結果、マイナ保険証対応による医療事務の混乱・ジェネリック政策の失敗による医薬品不足・医師偏在による医療過疎・少数医師の強烈な使命感に頼る救急医療・ワクチンや検診を含め的外れな予防医療対策・後付け言い訳用の関係府省庁の通知乱発など、医療現場は常に翻弄されています。そしてそのしわ寄せと被害をうけるのは、いつも無力な一般市民の健康です。

法に従えば健康で平和に暮らせると胸を張っていえますか？　誰かの語る健康の情報の根拠と信頼性は？　何が問題で誰を信じて生活すればよいのかなど、健康を追求するとそんな悩みは尽きません。

本書では、忖度《そんたく》なく誰の影響も受けず、カラダや健康に関して求められる正しい知識と基礎的な考え方を多方面から徹底的に調査研究し、そして可能な限り易しく書きました。ＡＴＰ（↓②参照）など、これまでの常識が通用しないが知っておくべきなじみのない考え方もあります。

とにかく、まず、目次にザッと目を通していただき、読みたいところからスタートしてください。わからない言葉などがあれば参照する数字が提示されておりますので、そちらから読めば理解しやすいかもしれません。

生きていること、というのは、自分では感じることができませんが、奇跡の連続で成り立っています。学べば学ぶほどその奇跡を痛感します。その奇跡に感謝し、医師となって37年の経験のすべてを本書に放り込みました。

今日から、今から、新しい生活を推進する生活改善大作戦のヒントになれ、と願うばかりです。

目次

第五章　添加物の闇

第六章　カラダに悪いことといいこと

ＡＴＰ食生活栄養革命

――バターコーヒー・おからパウダー・食物繊維の力

第一章　ＡＴＰは生きるエネルギー

①プロローグ

私は内科開業医です。医師となって37年、内科を開業して四半世紀を超えました。大学病院での勤務時代は喘息、肺ガン、終末期医療などの臨床と研究をしていました。

今では考えられませんが、ガンを本人へ伝えないことが常識であった時代です。まず家族にガンであると伝えて本人へ病名を伝えてよいかの判断を仰ぐというプロセスがとられていました。ほぼすべての家族から、本人には病名を伏せて治療にあたって欲しいと即答されます。本当です。

治療は本人には内緒で家族の了承のもとで抗ガン剤を投与します。病名は肺真菌症《はいしんきんしょう》(肺にカビが生えた)と伝えるのが通例でした。副作用を抑える薬も当時はなかったので、吐き気がひどく食事もとれない、頭髪が抜け落ちる等の副作用に耐えて本当につらそうでした。

そうした治療の末、もはや救う手立てのない渦中の肺ガン終末期の方に対し、呼吸状態が悪化すれば気管へ挿管し人工呼吸器を使用することもおこなっていました。そして血圧が低下すれば血圧を上げるための昇圧剤を、有無を言わさず使用し、急変時は家族を病室から締め出して、心臓マッサージやＡＥＤもおこなっていました。

それはいかにも儀式的な光景で、１９９０年当時の肺ガン治療に関していえば、医療は完全な敗者でした。

自分や家族の治療は、静かな時間がいい、そういった気持ちから、人工呼吸器の使用を控えるなどの蘇生処置禁止の指示（DNR order sheet）を日本で初めて導入し、それを学位論文として発表しました（N Engl J Med 1995;333:805-808）。現在ではこのＤＮＲ指示はどこの病院でも、あたりまえになりましたし、そもそもガンに限らず病名はまず本人へ伝えるように時代も変化しました。今、何の疑いもなく常識やあたりまえと思われていることは、新しい発見や知見によって必ず変わります。変化を恐れない勇気が必要だと思います。

内科を開業してからは、何万人もの方を診察して様々な病気と接してきました。今は高血圧・糖尿病・脂質異常症などの生活習慣と密に関係する疾患が多いので、それぞれのライフスタイルに合わせた生活習慣の指導をしてきました。しかしながら、真面目に取り組んでいる方でも改善する方としない方がおられます。限られた時間であることや、本人の生活スタイルや価値観に合うかどうかなどの理由で、実際の効果にバラツキがあるのも仕方ない、と思っていました。

生活の指導の中で、一般的な食事指導では、身長から弾《はじ》き出された標準体重と１日の必要カロリーの関係からスタートします。主食のカロリーと副菜のカロリーと栄養がコレコレで、1日の必要量の何%なので云々という具合の退屈な指導です。カロリーは単なる食品成分の熱量なのに。カロリー制限したダイエット後の謎のリバウンドで苦しむのに。

そのようなカロリー理論で指導を続けられている現在でも、着実に糖尿病・脂質異常や高血圧などの生活習慣病は増え続けています。カロリーの数字より、糖質・脂質などの摂取の仕方や食物繊維の大切さなどが重要であるのに、いつのまにかカロリーの話で最終的に上書きされてしまいます。耳慣れた話題のカロリーは、それ以外の指導や病気の予防プロセスを打ち消してしまうのです。

実際のヒトの生命活動は、カロリー（熱量）で賄《まかな》えるわけではありません。動くため、生きるためにはカロリー（熱量）ではなくエネルギー（仕事量）が必要であるからです。生命の活動を司っているエネルギー本体がATPです。このATPをつくる（合成する）ため、私たちは日々食べたり飲んだり呼吸をしたりしています。

余談ですが、ATPが検出できたら生命の存在の証明は可能であるとの理由から、NASAの火星探査機は、火星人の痕跡を探すためにATP測定器を携えて行きました。ミツバチだってATPを絶えずつくり続けて飛んでいます。

我々ヒトもATPを失えば1秒も生きられません。食べたもののエネルギーは、すべていったんATPを合成するために消費され、ATPに蓄えられたエネルギーがはじめて生きるための様々な活動に使われます。食べたり飲んだり、息をする（酸素を吸う）のも、

ＡＴＰのためです。

カロリー計算を基本とする食事指導だけではメタボなカラダを改善することは難しい、その事実は、２００８年から年間数百億円の費用で施行されている厚生労働省のメタボ検診の効果が疑問視されているという評価からもうかがい知ることができます。

本気で生活習慣を改善するためには、ここらでカロリーからＡＴＰというゲームチェンジャーによる意識改革が必要です。そこを目指したのが本書です。ＡＴＰを基本とした食の取り方や選び方、そして生活全般の注意すべき事柄を書きました。

毎日ほんの少しずつ、地味な意識の変化の積み重ねが最終的には健康への近道です。ピンとこなくても、それとなく生活に取り入れていくことをお勧めします。

本書が皆様の健康のために役立つことを切に願っています。

②ＡＴＰ

ヒトのカラダは物質である

ヒトのカラダは酸素・炭素・水素・窒素の４つの元素で96％完成します。あとの４％はミネラルとビタミン。なんか宇宙でいちばん偉そうにしていますが、生身のカラダも元素などが集まってできている物質の集合体です。

カラダを合成している物質を多い順番でみると、65％が酸素で、18％が炭素、10％水素、そして窒素（３％）、カルシウム（１・５％）、リン（１％）、その他は少量元素（０・８％）、微量元素（０・７％）、さらに超微量元素となります。少量元素以下を種類でいうと硫黄、カリウム、ナトリウム、塩素、マグネシウム（ここまで少量元素）、鉄、フッ素、ケイ素、亜鉛、ストロンチウム、ルビジウム、鉛、マンガン、銅（ここまで微量元素）、アルミニウム、カドミウム、スズ、バリウム、水銀、セレン、ヨウ素、モリブデン、ニッケル、ホウ素、クロム、ヒ素、コバルト、バナジウム（超微量元素）があります。

ある元素が欠乏したり過剰だったりすると体調不良を起こします。例えば鉄が不足すると鉄欠乏性貧血のような病気になり、その場合欠乏している鉄を補うと改善します。

よくカラダの半分は水だといわれますが、それは元素より大きな分子レベルの話で、その場合は水分（60％）、蛋白質（15％）、脂質（10～20％）です。蛇足ですが、人類が歴史上初めて発見して利用した金属は金、つまりゴールドだといわれています。今も、金は人気者ですが、金の人工的な合成は誰も成し遂げられない謎の物質でもあります。

ＡＴＰこそが活動エネルギーの源である

このような物質の塊であるカラダを動かす（生きる）ためには、なんらかのエネルギーが必要になります。スマホやパソコンは充電が切れたら何の役にも立たなくなります。ガソリンの切れた自動車はただの小さな部屋みたいなものです。動かないから。生身のヒトも物質であるので、役に立つようにするためには、充電やガソリンが必要になるわけです。スマホは電気、自動車はガソリン、ですがエンジンをかけるときに電気プラグでスパークさせないとガソリンに火がつかないから、やっぱり電気です。では、ヒトの場合は？（解答は章末に）。

ＡＴＰはすべての生命体が活動するためのエネルギーの源です。植物や昆虫、微生物に至るまですべて同じＡＴＰが活動のエネルギーとなります。多様な生物の中で、このＡＴ

Pだけは普遍的なのです。そのため別名、生命のエネルギー通貨などとよばれています。
商品を仕入れて売却してお金を得てそのお金で暮らしていくというような、普段の生活で経験するようなことがカラダの中でもおこなわれています。

つまり食べ物を食べる（商品の仕入れ）。食べ物を消化吸収してカラダに取り入れる（商品の売却）。食べ物からエネルギーを得てATPの合成をおこなう（売却してお金ゲット）。合成したATPを分解することで生まれるエネルギーで生命活動を営む（そのお金でいろんな物が買えたりする）。ATPは生命に関わるどんなことにでも使える万能マネーをチャージすること、そういうイメージです。

ATPの正式名称はアデノシン三リン酸といいます。略してATP（adenosine triphosphate）。元素であらわすと $C_{10}H_{16}N_5O_{13}P_3$ となり、炭素・水素・窒素・酸素・リンの5種類の元素で構成されます。つまりATPはアデノシン（アデニン塩基と五炭糖のリボースが結合）という物質に3つのリン酸がくっ付いた物質です。

アデノシンにリン酸が結合した部分がとても重要で特別に高エネルギーリン酸結合と呼ばれます。分解されるときに強いエネルギーを放出するからです。この強いエネルギーが、生命活動に必要なのです。ATPはエネルギーマネーであると同時に、実際にはエネルギーの塊です。

ATPが分解されるときにエネルギーが発生します。ATPから高エネルギーのリン酸がひとつだけ離れるとき、エネルギーが発生し、これが生命活動すなわち生きるためのエネルギーとして利用されるのです。

ＡＴＰが分解されることを、加水分解といいます。加水分解にはATPaseという酵素が働きますが、加水分解というだけあって、その反応には必ず水が必要です。ヒトが生きるうえで水はなくてはならないのです。ATPaseによって加水分解されたＡＴＰは高エネルギーを発生しながらＡＤＰ（アデノシン二リン酸）となります。

大切なので繰り返します。ＡＴＰからリン酸がひとつはずれる、つまり加水分解される。高エネルギーリン酸結合でしたね。高エネルギーリン酸結合が離されるとき、すなわちＡＴＰがＡＤＰとリン酸に分解されることで高エネルギーが発生。このエネルギーが生きるためのすべてを運営します。筋肉や心臓を動かすこと、皮膚や髪などのカラダの成分の合成や他の様々な生きる活動は、全部このエネルギーで可能となります。

ところが、こんなに大切なエネルギー源であるＡＴＰは、カラダの中では数十グラムしか存在できないのです。このＡＴＰの量ですと3分ほどでカラダの中からＡＴＰは枯渇してしまいます。エネルギー源を失ってしまうことは、死を意味します。

そんなわけで、ＡＴＰは分解されたＡＤＰに再び高リン酸結合を復活させて、ＡＴＰを常に合成し続ける必要があります。ＡＴＰを加水分解してエネルギーを得た後に残されたＡＤＰに、再び高リン酸結合を復活させてＡＴＰを準備しておくことが必要なんです。それも24時間絶え間なく。実際には、１日に自分の体重と同じくらいの量のＡＴＰが合成されているのです。さて、どうやって？

ATPをつくるパワーユニットをヒトは持っている

24時間365日寝ても覚めても必要とされるATPの合成は、ATP合成酵素（ATP synthase）がおこないます。これが本当に凄い。このATP合成酵素は、酵素であり分子モーターでありイオンポンプでもあり、極めて複雑怪奇な仕組みをもっているのです。

さらっとひと言で書くと、水素イオンが濃度勾配の流れで極小のモーターを回してATPをつくりだす、ほんとに神秘的なシステムなんです。分厚い本が何冊も書けてしまうほどの精巧で複雑なミラクルな仕組みでATPの合成をおこなっている。こんなことが、カラダの中で休むことなくおこなわれている奇跡が生命です。

このように生きるためのエネルギー源であるATPの合成をし続けるために、食べたり飲んだり呼吸したりする必要があります。合成されてもすぐに消費されてしまうATP、ヒトのカラダはATPというエネルギーマネーを大量に蓄えられません。カラダの中には約3分間分のATPしかないといわれています。使う分だけお小遣いをもらって、すぐ使っちゃう、しかもたった3分で使い果たすわんぱくな子どもみたい。（そんな大人もいますけど）いずれにせよATPに関してカラダは残念ながら貧乏なんです。だからお腹が空くんです。

ヒトのカラダはこんなに進化しているのにどうしたことでしょう。しかし、ご安心ください。このＡＴＰをつくるための実にユニークなパワーユニットをヒトはもっているのです。

そのパワーユニットは解糖系と呼吸である

ＡＴＰはすべての生命に共通であることはすでに述べました。ヒトだけでなく、地球上の生命体がＡＴＰを合成する方法は３通りあります。

その３つとは、

光合成
解糖系（酸素が必要ない、無酸素、嫌気性という）
呼吸（酸素を使用する、有酸素という）

です。

光合成は、光と二酸化炭素からＡＴＰと酸素をつくる植物の葉緑素が有名ですが、ヒトは緑色ではない（葉緑素をもたない）から光合成はできません。しかし光合成はヒトの呼吸に必要な酸素を生み出し不要な二酸化炭素を吸収してくれています。緑（葉緑素）がなければ、酸素が無くなりヒトも絶滅します。酸素と二酸化炭素のバランスも自然の脅威でありますが、最近このバランスがおかしくなっています。産業革命以降の自然破壊の影響です。これがまさしく気候変動危機です（↓㊾参照）。

ヒトは光合成以外の解糖系と呼吸という２つのパワーユニットを採用しました。それらでＡＴＰを製造しています。そのパワーユニットの使い分けは意識せずとも適切な割合で作動する高度なシステムも完備しています。この２つのＡＴＰをつくるパワーユニットの全自動使い分けのシステムこそが、本書でいうプラグインハイブリッド（↓⑦参照）といわれる所以《ゆえん》なのです。

それではまず解糖系（↓③参照）から説明していきましょう。

その前に、物質であるヒトのカラダを動かすエネルギーがもつ働きについての答えです。答えは、やっぱり電気です。電子伝達系というＡＴＰを生み出す回路（ミトコンドリア↓⑤参照）がヒトのカラダにはあって、電子の受け渡しをおこなうことでエネルギーを得るという点では、電気と全く同じ原理です。

電気は、原子や分子内の電子が移動することによって発生するエネルギーで、電子が一定方向に向かって移動する流れが電流とよばれるものです。心臓が動くのも電流があるからですし、脳の神経にも電流は流れています。その微弱な電流を測定して波のような図形を記録したものが心電図であり脳波検査なのです。筋電図もあります。

そんなことを考えていると、やっぱりヒトのカラダは元素の塊である物質なのだなと思うのです。そして、その塊を動かすのが、ＡＴＰというわけなのです。

- ヒトのカラダは物質である
- ＡＴＰこそが生命活動エネルギーの源である
- ＡＴＰをつくるパワーユニットをヒトはもっている
- そのパワーユニットは解糖系と呼吸である

③解糖系

解糖系の主要な原料はグルコース

ＡＴＰを合成するパワーユニットのひとつ目がシンプルな解糖系です。ほとんどすべての生物に共通する最も原始的にエネルギーをつくりだす元祖ＡＴＰ製作所です。原料となるのは、おもに炭水化物の最小単位であるグルコース（↓⑩参照）です。

解糖系最大の特徴のひとつは、酸素が不要であることです。酸素のない状態（無酸素・嫌気性ともいう）でグルコースを主原料として素早くＡＴＰをつくりだす反応が解糖系です。

グルコース以外に必要なのは複数の酵素（様々な化学反応を促進させる蛋白質のこと）とビタミン（ビタミンＢ１）／ミネラル（マグネシウム・ナイアシン）です。核のない細胞でも構いません。なぜなら解糖系は核の外でおこなわれているからです。少し詳しくご説明します。

ヒトは細胞の寄せ集めなのですが、ひとつひとつの細胞には中心となる核（遺伝子など大切なものが守られている場所）があります。

核のある細胞は真核細胞といいます。対して核のない細胞もあって、これを原核細胞といいます。とても原始的な細胞です。

例えば大腸菌や乳酸菌は原核細胞で、遺伝子（↓㊼参照）はありますが、ミトコンドリア（↓⑤参照）などのような特別な機能を有する膜構造物は全くありません。細胞の核というのは遺伝子とか大切な器官などを核膜という膜で保護して守っているのです。

シンプルで素早さが売りである解糖系では核は関係なくて、細胞の中ではあるけれど核の外である細胞質という部分で、ササッとＡＴＰをつくれるのです。ですから核を持たない単純な原核細胞でもＡＴＰ合成のパワーユニットとして採用しているのはすべて解糖系なのです。

解糖系は酸素不要で即効性があるが、持続性がない

即効性のある解糖系は脳や筋肉など全身至る所で活躍しています。カラダの中で唯一の核のない細胞である赤血球（もともとはあったけれど機能性重視で脱核）は、解糖系だけでＡＴＰをつくりながら、自分では使わない酸素（解糖系でＡＴＰを合成するから酸素不要）を、酸素が必要な全身の細胞や臓器に運搬しています。

ややこしいけれど酸素不要だから効率はすこぶるよいのです。そして核がないので、細い細い血管（毛細血管）もスイスイ通過できます。これも赤血球に核のない理由のひとつです。

蛇足ですが、ガン細胞には核がありますが手っ取り早い解糖系でＡＴＰをつくります。ですから解糖系主体のガン細胞は甘いもの（グルコース）が大好物なのです。

解糖系は手軽でいいのですが、欠点があって、原料のグルコース１分子からＡＴＰをわずか２分子しかつくれないので、極めて効率が悪いです。グルコースだけだと、すぐお腹が空いてしまうのです。そこで、グルコースがなくなってもいいように考えられたのが次にご説明する、グルコースのスーパーサブであるグリコーゲンです。

持続性に劣る解糖系のためにグリコーゲンが蓄えられている

甘いものを含めて食べ過ぎたときなどは、さすがに全部のグルコースを使いきれません。そんなとき、いずれ必要になるだろうグルコースは控え選手として準備しておくことができます。そのような余ったグルコースをグリコーゲンといいます。

グリコーゲンは１００グラムほど肝臓に蓄えておけます。また筋肉にも独自の専用グリコーゲンとして蓄えられ運動などで必要に応じて使用されます。筋肉には約３００グラムのグリコーゲンを蓄えられるといわれていますが運動量や筋肉量で全く変わります。

アスリートにとってグリコーゲンは非常に大切（↓④参照）です。その他、血液全体では15グラム、脳は2グラムほどのグリコーゲンが蓄えられ、いざというときに備えます。

余分なグルコースはグリコーゲンとして蓄えました。グリコーゲンで蓄え尽くした後でもまだ余ってしまったら、どうしましょうか。

摂取し過ぎた過剰なグルコースの行き着くところ。それは、なんと脂肪なんです。糖は脂肪になるんです。びっくりしましたか。

余ったグルコースはインスリン（ホルモン↓㉟参照）の働きで中性脂肪に合成されて脂肪組織（皮下脂肪と内臓脂肪）として体内に蓄積されて、さらに食料のない飢餓な場面に備えておくというわけです。過剰なグルコースこそが肥満、つまりぽっこりお腹である内臓脂肪の本当の正体です。このような現象は、カロリー制限の食事指導では説明しにくいから、厄介なんです。カロリーの高い脂質が脂肪になるから太るんだ、そういうことではないんです。

蛇足ですが、解糖系でグルコースからＡＴＰがつくられるとき、その結果一緒にできる副産物があります。ヒトの場合はピルビン酸と乳酸で、ピルビン酸はその後の呼吸で使用されてＡＴＰをつくるのに使用されます。

細菌（微生物）もグルコースでＡＴＰをつくります。その結果としてエタノールと二酸化炭素ができる反応を、アルコール発酵といいます、つまりお酒です。微生物の性質の違いでチーズ、味噌やぬか漬けができたり、これらすべて解糖系（一般的にいえば発酵）です。自然界で共通するエネルギーのつくり方が解糖系です。

●解糖系の主要な原料はグルコース
●解糖系は酸素不要で即効性があるが、持続性がない
●持続性に劣る解糖系のためにグリコーゲンが蓄えられている

④糖新生

空腹時の解糖系の原料（グルコース）の供給源はグリコーゲン

生きるためには絶えずＡＴＰ（↓②参照）が必要であり、そのＡＴＰ合成には原料の供給が必要です。なかでもグルコース（↓⑩参照）は、解糖系（↓③参照）におけるＡＴＰ合成の主要原料です。酸素や水が豊富にある通常の生活における代謝では、解糖系だけではなく呼吸（↓⑤参照）でもＡＴＰが合成されているので、グルコースがなくなれば、脂質（↓⑪参照）を使い、脂質がなくなれば蛋白質（↓⑫参照）を使うことになります。

ところが、体重比２％であるにもかかわらず総エネルギー（ＡＴＰ）の約20％する脳は、原料としてグルコースとケトン体（↓⑰参照）しか使用できません。酸素を全身に運ぶという大役を担う赤血球はミトコンドリア（↓⑤参照）を持たないので解糖系だけでＡＴＰの合成を行うので、エネルギー源はグルコースだけです。

このように、ケトジェニック（↓⑱参照）がメインではない一般的な身体では、生きるためにグルコース（炭水化物↓⑩参照）が最も重要なＡＴＰの原料です。

例えば寝ている間や、忙しくてなかなか食事がとれないなど、何も口に入れなければ、当然グルコースは枯渇します。食べることができないときの非常事態でも、脳や赤血球などが働けるように、肝臓や筋肉には貯蔵されているグリコーゲン（↓③参照）があります。

肝臓のグリコーゲンはＡＴＰが足りないのにグルコースが不足しているようなときルコースへ変換されます。そのグルコースを使って解糖系でＡＴＰ合成に利用されます。肝臓のグリコーゲンが分解されてグルコースとなりＡＴＰの合成に使用されるのです。

グルコース以外の物質からグルコースを生成することを糖新生という

しかし、グリコーゲンだけだと足りなくなる可能性があるので一部（30％くらいといわれています）は、他の物質（グリセロール・乳酸・ピルビン酸・アミノ酸など）からグルコースをつくります。このような肝臓におけるグルコース以外の物質からグルコースを生成する代謝過程を糖新生（gluconeogenesis）といいます。つまり蓄えていたグリコーゲンや他の物質を分解してグルコースをつくりだすことでＡＴＰを合成し生きるエネルギーとするのです。

蓄えられているグリコーゲンだけでは1日ももたないので糖新生が必要

肝臓には約100グラムの貯めたグリコーゲンがありますが、食べなければ糖新生のためにおよそ1日でグリコーゲンの在庫はなくなります。現在は、この糖新生は腎臓でもおこなわれているとしてさらなる研究が進んでいます。

厳密には筋肉（骨格筋）には適応する酵素が存在しないので糖新生はおこなわれません。筋肉のグリコーゲンは筋肉だけで使用しますので、アスリート（特にマラソンなどの持久系）はグルコースを含む高糖質（炭水化物）の食事でエネルギー源である筋グリコーゲンを増やして試合に臨みます。これはカーボローディングという金メダルへの大切な準備ですが、筋肉が少なくて運動不足の普通のヒトがアスリートのような糖質三昧を真似したら、お腹に脂肪を抱えてしまい、ヒマン（肥満）ピックの金メダルを獲得することになるという哀れな結末が待っています。

また、アルコール習慣（↓㊵参照）があると、過剰なエタノールの代謝に肝臓で蓄えているグリコーゲンは使用してしまうので、糖新生がグルコースの主要な供給源となります。しかし、アルコール習慣の影響で通常の代謝は誤作動を起こしており、糖新生もＡＴＰをつくるミトコンドリアの機能も、呼吸（↓⑤参照）もうまく作動しません。そのため、さらに追加でアルコールの糖質が必要となる依存性が起こります。アルコール習慣が引き起こす恐ろしさです。

間食の習慣などで、糖質摂取が日常的になり糖質依存が完成されると、血糖値の乱高下が起こるため、この糖新生も亢進して異常な代謝になってしまい、血糖のコントロールがつかなくなり遂には糖尿病を発症してしまいます。

●空腹時の解糖系の原料（グルコース）の供給源はグリコーゲン
●グルコース以外の物質からグルコースを生成することを糖新生という
●蓄えられているグリコーゲンだけでは１日ももたないので糖新生が必要

⑤呼吸

ＡＴＰ合成の最強パワーユニットが呼吸

空気（酸素）を吸って息（二酸化炭素）を吐く、この呼吸をしている限り自然と特に自覚もなくＡＴＰ（↓②参照）はつくられ続けます。スイッチを入れると部屋の電気がつくのは、「何処かの発電所」でつくられた電気が送られているからなのは誰でも知っています。

無意識で息をする＝呼吸することが、ＡＴＰ合成のスイッチを入れることです。発電所がなんらかの事故で停電になるとき、都市の機能が停止します。カラダでいえば息を止め続けた状態であり、ヒトの場合は数分で全身の機能停止、つまり死を意味します。そのような重要な「何処かの発電所」がヒトに存在しています。

呼吸はミトコンドリアがおこなう

「何処かの発電所」それがミトコンドリアです。エネルギーの本丸です。ミトコンドリアはヒトの全身の細胞の核の外（細胞質）にある０・００１㎜（１㎛）の微細な器官です。ひとつひとつの細胞には数百から数千個のミトコンドリアが存在します。全身のすべての個々の細胞核に存在する果てしない数のミトコンドリアが、生きるエネルギーの源であるＡＴＰを生み出しています。

解糖系（→③参照）でＡＴＰ合成の原料として使えるのは、おもにグルコースだけでした。しかしミトコンドリアはグルコース（炭水化物→⑩参照）だけではなく蛋白質（→⑫参照）と脂肪（→⑪参照）の三大栄養素すべてからＡＴＰをつくれます。

酸素の存在のもとでビタミン・ミネラル・酵素などをフルに使い、グルコース１分子からＡＴＰを40分子近く（解糖系の20倍くらい！）を生み出します。脂肪酸（↓⑪参照）を原料とした場合は、さらにその倍以上のＡＴＰを生み出します。

ヒトは進化の過程において何らかの方法で現在のミトコンドリアと同様な働きをする細菌（土の中で植物の残骸を利用して生き延びる土壌細菌の仲間）を取り込みました。20億年以上前のことです。

ヒトの細胞の中でミトコンドリアだけはｍｔＤＮＡ（ミトコンドリアＤＮＡ）という全く異なる遺伝子をもっています。なぜかｍｔＤＮＡは母親由来であることも判明していま す。生命の要であるミトコンドリアは母親からしか遺伝しません。生きるエネルギーの基礎は母から与えられたのです。

その後、大切なエネルギー部門はエネルギーの母なるミトコンドリアに任せっきりとなりヒトは今日のようにさらに進化していったのです。

ヒトの進化の段階で、このような共生（お互いの利益を共有して助け合って暮らすこと）はよくあることだったことが、少しずつわかってきています。

偶然か必然かは不明ですが、突然のできごと（突然変異）が生存に有利だとわかるとそれは子孫に伝えられていきます。師匠の匠の技が、より優れた弟子によって、さらに革新的な技術を開発して進歩するかのようなことは、ヒトの進化であたりまえに起こり続けて、今の人類ができあがりました。

良質なミトコンドリアを育むのは運動と空腹である

現在もカラダ株式会社のエネルギー部門のＣＥＯはミトコンドリアです。しかし、多忙なため下請けの相棒がいます。それが先に述べた解糖系なのです。

甘いもの（グルコース）だけ食べすぎると解糖系が優位になるので、ミトコンドリアはサボりがちになり、怠け癖がついて機能が衰えます。ミトコンドリアの働きが悪くなればエネルギー効率に異常をきたすため、糖尿病などの代謝疾患の原因にもなりかねないのです。

さらに活性酸素（↓㊳参照）などのストレスが発生した状況では、ミトコンドリアは劣化してしまうため品質が落ちてきちんとした仕事（呼吸によってＡＴＰをつくりだすこと）ができなくなってしまいます。

そのようなことが起こらないように、日常の生活の中でミトコンドリアの量を増やしたり質をよくする方法があります。それが運動と空腹です。

動かないこと、つまり運動不足というのは最悪な習慣のひとつです。座りっぱなしではなく適度な運動（特にウォーキングなどの有酸素運動が有効）をすること、そして決められた時間以外に食べ物を口にしないこと、さらにプチ断食（↓⑮参照）をするなどでデトックスすればミトコンドリアは修復され、リセットされ、パワー全開の元気なカラダがつくれます。

このような復活劇はオートファジー（↓⑯参照）といわれて、疾患の予防だけではなく、若々しさを保つ老化防止にもとても大切なことです。

●ＡＴＰ合成の最強パワーユニットが呼吸
●呼吸はミトコンドリアがおこなう
●良質なミトコンドリアを育むのは運動と空腹である

⑥ＡＴＰの流れ

生きるエネルギーであるＡＴＰ合成の流れ

生命の活動に必要なエネルギーはＡＴＰ（↓②参照）であり、カラダには備蓄できないＡＴＰの再合成を継続するためにヒトのカラダには大きく解糖系（↓③参照）・呼吸（↓⑤参照）という特別なパワーユニットがあることがわかりました。

エネルギーであるＡＴＰだけでヒトは完成するわけではありませんが、このＡＴＰの大きなエネルギーの流れを常に把握しておけば、食事の選択への意識も高まり、生活や食習慣によい影響を与える可能性があります。簡潔にまとめてＡＴＰの流れを確認しておきましょう。

肥満になる理由をＡＴＰ合成の流れで考える

まず最初は食事から得られたグルコース（炭水化物↓⑩参照）を原料として解糖系でつくられたＡＴＰで活動します。

食事のグルコース以外の脂質（↓⑪参照）や蛋白質（↓⑫参照）は解糖系よりパワーのある呼吸でＡＴＰを合成してエネルギーとして使用されます。

原料のグルコースが余ればグリコーゲン（↓③参照）として蓄えます。さらにグルコースが余れば脂肪細胞へ蓄えておきます（肥満の原因）。

ところが逆にグルコースが足りなくなる事態になれば蓄えておいたグリコーゲンから糖新生（↓④参照）でグルコースをつくります。それでもグルコースが足りなければ別に蓄えておいた脂肪細胞からケトン体（↓⑰参照）をつくりだし、ケトン体からＡＴＰを合成することになります。

ただし、グルコースが常に過剰な状態であれば本来なら空腹という非常時の蓄えであるべきグリコーゲンと脂肪細胞が果てしなく蓄え続けられてしまうということです。肥満の完成です。

過剰な食事摂取と運動不足はＡＴＰの流れが滞る

乱暴ですが単純化するとこういうＡＴＰ（エネルギー）の流れでヒトは生きています。運動不足などで活動そのものの少ないときなどエネルギー消費の少ないことやグルコースなどの過剰摂取があれば、やむなく余ったエネルギーを蓄えておく脂肪細胞が肥大し続けてしまうのです（この場合、単純化するために筋肉に関するＡＴＰの流れは省いています）。

ＡＴＰの流れを乱すような生活が、修復されずに続けられてしまったら、エネルギーの蓄積過剰な状態であり、すなわち肥満となって糖尿病・高血圧・脂質異常などの生活習慣病を含めたあらゆる疾患の原因をつくる可能性があります。

このＡＴＰの流れにおいて、食品中の単なる熱量の単位であるカロリー計算は不要（↓㉗㉘参照）です。医師としてははっきり言えることは、カロリー計算による生活指導が、肥満を含めた生活習慣病などの疾患を改善することはできないということです。

健康の方程式の主軸は、このようなＡＴＰの流れを滞らせないようにすることです。それを達成するためには、すなわち、食べる時間と食べる量を決めて、適度な運動と充分な睡眠（↓㊶参照）を心がけること、このようなあたりまえのような生活習慣が基本となるわけです。

●生きるエネルギーであるＡＴＰ合成の流れ
●肥満になる理由をＡＴＰ合成の流れから考える
●過剰な食事摂取と運動不足はＡＴＰの流れが滞る

⑦プラグインハイブリッド

ヒトのパワーユニットはＥＶ（解糖系）とガソリンエンジン（呼吸）

ヒトが生きるためにはエネルギーが必要です。そのエネルギーをＡＴＰといいます（↓②参照）。生きるために、自らＡＴＰを合成し続ける必要があって、それができる２つのパワーユニットが解糖系と呼吸です（↓③⑤参照）。

それらのパワーユニットを機能させるためには、別にまたエネルギーが必要となります。

その材料となるのが食品（食事）です。

ところが何も食べないでいても、エネルギーを保存しておけるシステムがさらにあります。それがグリコーゲン・糖新生・脂肪（↓④⑪参照）、という3つのエネルギー貯蔵システムです。カラダに備わるこの一連の流れるようなエナジーフローシステムは、まるで急速充電可能な高級プラグインハイブリッドカーのようです。

次のドライブに備えるためにプラグイン（電源に差し込む）して急速充電することは、グルコース（炭水化物）から手っ取り早くエネルギーを得られる解糖系（↓③参照）に相当します。甘いものを含めた消化吸収の早いグルコース（炭水化物）は、レスポンスのよいパワー出力システムですが、持続時間（航続距離）に多少劣るＥＶ（電気自動車）です。ガソリン（炭水化物に加えて脂質と蛋白質）を使用してハイパワーで快適にロングドライブできるのは、ミトコンドリアの呼吸（↓⑤参照）となります。

エネルギー貯蔵システムはグリコーゲン・糖新生・脂肪

手っ取り早いＡＴＰ合成である解糖系にはＥＶの出力システムが対応します。

そして解糖系のエネルギーは２００ボルトの急速充電（糖質を食べる）と１００ボルトの通常充電（食べて蓄えていたグリコーゲン・糖新生↓④参照）というタイプがあります。

電池の中身はどちらもおもにグルコースですが、その蓄えは早く消費されます。急速充電では甘いものに依存しやすい傾向（糖質依存）があり注意が必要です。

甘い糖質は素早く元気にハッピーにしてくれますが、長持ちせずまた食べたくなるのです。糖質過剰の影響と結果については炭水化物（↓⑩参照）でしっかりと確認しておいていただきたいです。急速充電できないときはグリコーゲンと糖新生で解糖系のためのグルコースをゲットします。

ガソリンエンジンの最強パワーユニットである呼吸を担当するミトコンドリアは、すべてのタイプの燃料で稼働できますが、ここで第3のエネルギー貯蔵方式があります。それが脂肪組織（皮下脂肪と内臓脂肪）です。

脂肪は、蓄えるために三大栄養素（↓⑨参照）すべてを原料にできます。そして脂肪といえばケトジェニック（↓⑱参照）ですが、このクリーンなパワーこそが、まさに目指すべきところ。そしてケトジェニックの手軽で最適な手段が、シンプルに食べ過ぎないこと、です。過剰な脂肪（肥満↓㉕参照）は、様々な問題があるので注意が必要です。

快適に乗り続けられるかどうかは運転の仕方と日々の整備次第

ハイブリッドカーにおいて、ＥＶとエンジンのエネルギーの配分はＡＩ等のコンピューターでうまく制御されており、極めて快適にドライブし続けることが可能です。近年のハイテクカーでは、ほぼ間違ったアクシデントは起こりません。

対してヒトのカラダでは、それぞれのカラダに組み込まれたＡＩシステム（ホメオスタシス↓㉟参照）が、昼夜を問わずコントロール制御をおこないます。このシステムは、ヒトそれぞれの環境や考え方を反映する生活習慣で常にアップデートされています。

無意識下でアップデートが実行され続けるカラダのＡＩシステムは、自律神経（交感神経と副交感神経）やホルモン（↓㉟参照）で制御されたホメオスタシス（↓㉓参照）であり、さらに腸内フローラ（↓㉓参照）などでもあるのです。これらは遺伝的・生理的な個人差が影響します。

それでも、普段の食事の仕方・食品の選択・運動習慣などで、とても大きく変化します。つまり日頃のメンテナンス次第では、思わぬエンジントラブル（病気）や修理（治療）が必要となり、快適なドライブ（健康的な生活）を継続できなくなる可能性があるのです。

２つのパワーユニット（解糖系／呼吸）と３つのエネルギー貯蔵システム（グリコーゲン・糖新生・脂肪）は、水や酸素、そして様々な酵素やホルモンなどを必要とする複雑な回路を持つので、潤沢に動かすためのオイル（ビタミン・ミネラル↓⑬参照）も必要となりますし、定期的なメンテナンスであるオートファジー（↓⑯参照）も欠かせません。

適度に動かしていない（運動習慣が大切）と錆びつきますが、しっかり休ませて（充分な睡眠↓㊶参照）、イライラの種に水をやらないようにするストレスマネジメントにも充分配慮しておかなければバグって（うつ状態）しまいます。新しいことに挑戦したり知識や情報のアップデートも怠らないように意識して生活していくことができれば理想的です。

最後に、肝心のハンドル操作をするドライバー（脳）について少し。ドライバーは強固なボディであるＢＢＢ（血液脳管関門）（→⑱参照）で悪い物質が入り込まないよう守られています。ドライバー（脳）がエネルギーとして利用できるのはＢＢＢを通過できる酸素・グルコース・アミノ酸の一部・ビタミン（脂溶性のみ）、そしてアルコールとケトン体です。

この中でグルコースとケトン体がおもなエネルギー源です。このうちグルコースを使用すれば瞬発力はピカイチですが、持続せず、疲れやすくなります。ケトン体はスマートで優しいドライブが確約され、より安心です（ケトジェニック→⑲参照）。アルコールは飲酒運転。飲んだら休みましょう。

●ヒトのパワーユニットはＥＶ（解糖系）とガソリンエンジン（呼吸）
●エネルギー貯蔵システムはグリコーゲン・糖新生・脂肪
●快適に乗り続けられるかどうかは運転の仕方と日々の整備次第

⑧プラグインハイブリッドプラス

第3のパワーユニットＡＴＰ－ＣＰは筋肉の最大瞬発力のため

手足の筋肉つまり骨格筋は自分の意思で自由に動かせるので、随意筋といわれます。一方、内臓や血管を動かす筋肉は自分の意思では動かせない筋肉なので、不随意筋といいます。

動かせない不随意筋には、平滑筋（消化管や内臓、血管の筋肉）と心筋（心臓）があります。自律神経系が絶妙にコントロールしているのでエネルギーであるＡＴＰ合成は今までのプラグインハイブリッドシステム（↓⑦参照）でしっかりとマネジメントされています。

ところが随意筋である骨格筋は、不随意筋と比べると多様な場面に遭遇するためのパワーユニットが別に要求されます。すなわち、素早い運動や限界ギリギリの強力な力、そして長時間の持久力が必要な運動と様々な状況に対応が必要です。

持久力や通常の運動ではこれまで2つのパワーユニットである解糖系（↓③参照）や呼吸（↓⑤参照）でなんとか対応できます。

しかし、さすがに最大の瞬発力に対応できないので、骨格筋にだけはもうひとつプラスして特殊な第3のパワーユニットがあります。瞬発力に対応するシステムは、ATP－CPと呼ばれるクレアチンリン酸分解（酸素不要）です。

クレアチンリン酸というのは、おもに肝臓と腎臓でつくられます。アミノ酸の一種のクレアチンがリン酸とくっつく（リン酸化）ことでできる物質です。そうしてつくられたクレアチンリン酸は肝臓から血液で筋肉へ運ばれます。筋肉には以前述べたグリコーゲン（↓④参照）の他に、このクレアチンリン酸がATPをつくるためのエネルギー源として待機しています。

第3のパワーユニットであるATP－CPのシステムは次のような流れで緊急時に対応します。つまり、強い瞬間的なパワーが必要となったとき、筋肉に蓄えられているクレアチンリン酸のリン酸部分をADP（使用後のATPのこと↓②参照）に与えて新たなATPを瞬時に再合成するのです。このときの瞬間的な反応に酸素は必要ありません。

筋肉のATP－CPは約10秒ほどで枯渇する

しかし、筋肉内のクレアチンリン酸は貯蔵量が極めて少ないのでATP－CPは約10秒ほどで枯渇します。あくまで瞬発的な力のためであって持続性は度外視されている緊急システムなのです。アスリートはこの能力を鍛えるためトレーニングによってクレアチンリン酸の蓄えを増やす努力をしています。

クレアチン（蛋白質）の過剰な摂取は腎臓に負担をかける

　クレアチンはアミノ酸の一種で食品（肉や魚）から得られるものと肝臓（一部腎臓・膵臓）で合成されるものがあります。アミノ酸プール（↓⑫参照）があるため普通に肉や魚を含めたバランスのよい食事さえしていれば、クレアチンは不足しません。通常クレアチンは１００グラムほどカラダに存在しているといわれています。

　筋力強化やサルコペニア（筋力の衰え↓㉚参照）の予防のために、プロテインやクレアチンをサプリなどで摂取することはできます。しかし摂取し過ぎると、余分なクレアチンは腎臓で処理（クレアチニンに代謝される）が必要で腎機能に大きな負担をかけてしまったり、下痢などの消化器症状が起こったり、カラダに悪い影響を及ぼす可能性があるので専門家の指導のもとで管理することが必要です。

　近年クレアチンは脳や神経にも存在しており、鬱の改善や疲労回復などへの効果もありそうだという報告もあり、その存在意義などは現在研究段階にあります。

　ＡＴＰ－ＣＰは最大瞬発力という特殊事情の骨格筋における第３のパワーユニットです。

プラグインハイブリッド（↓⑦参照）にＡＴＰ－ＣＰを加えたシステム、これがプラグインハイブリッドプラスというヒトに備わる究極なパワーユニットの全貌です。

●第3のパワーユニットＡＴＰ－ＣＰは筋肉の最大瞬発力のため
●筋肉のＡＴＰ－ＣＰは約10秒ほどで枯渇する
●クレアチン（蛋白質）の過剰な摂取は腎臓に負担をかける

第二章　栄養素を学び直す

⑨五大栄養素

生きることはＡＴＰを消費すること

どうしてお腹が空くのでしょうか？

ヒトのカラダは生きていくために、心臓を動かしたりするため、運動するため、仕事するためとか、とにかくエネルギーが必要で、そのエネルギーはすべてカラダの中にあるＡＴＰ（→②参照）という物質から得られます。このＡＴＰは太古の昔からの普遍的なエネルギー源であることは述べました。

エネルギーを生み出す仕組みはこのＡＴＰからリン酸が外されるときにエネルギーが発生することを利用しています。しかしカラダの中に備蓄されたＡＴＰはわずかしか存在していません。ですからＡＴＰから外されたリン酸を再びＡＴＰに戻してエネルギー源を準備しておくのです。ＡＴＰにリン酸を戻して準備しておくためには別にエネルギーが必要です。

消費したＡＴＰの再合成に使うエネルギーを補充するために食べる

生きるための大切なエネルギー源であるにもかかわらず、わずかばかりしか貯蔵できないＡＴＰだから、使用する以上に準備しておく必要があります。じっとしているだけでもカラダが生きている状態である限りＡＴＰは絶えず要求されています。そのＡＴＰの合成（高リン酸結合→②参照）に必要なエネルギーを食事から得る必要があるのです。だから動けば動くほどお腹が減ってくる、これが、食べたり飲んだりしたくなる理由です。

食品に含まれる五大栄養素の摂取作戦が重要

食事は楽しいコミュニケーションの場でもあるのですが、生きるための必要不可欠な営みでもあります。そして食品の成分によってヒトのカラダの中で異なる働きがあることもわかっています。

食品中のおもな成分が、炭水化物（グルコースと食物繊維→⑲参照）、蛋白質（アミノ酸→⑫参照）そして脂肪（脂肪酸→⑪参照）であり、この３つが三大栄養素です。それにビタミン（13種類）とミネラル（16種類）（→⑬参照）を加えることで五大栄養素とよばれます。これらの栄養素を食品から摂取する意義と方法、そして基本的な注意点などをこれから説明いたします。

健康を維持するためには、多少の作戦や計画が必要です。誤った作戦は体調不良や病気の原因となるかもしれません。その作戦の教科書として本書は書かれています。

食べ物は胃や腸を通過して消化酵素などで細かく分解されていきます。そして、ほとんどの栄養素は小腸で吸収されて門脈という極太な血管に集められて肝臓に終結します。そこから、あらゆる臓器や体の隅々まで振り分けられていきます。ただ、一部の脂肪だけは門脈ではなくリンパ管で全身への旅に向かうものもいます。

それではさっそく、五大栄養素をひとつずつ紐解いていきましょう。

あっ、ちなみにこの五大栄養素に水（↓⑭参照）を加えて六大栄養素とよんでいる方もいらっしゃいます。水はヒトのカラダの約6割を占めており、あまりにも重要なので基本的に水を飲む習慣はあると考えて先を進めます。少しずつマメに定期的に飲むことは健康を意識する生活習慣として絶対的な必要条件です。それは、夏の暑いときだけではありません。忘れないようにしてください。

- ●生きることはATPを消費すること
- ●消費したATPの再合成に使うエネルギーを補充するために食べる
- ●食品に含まれる五大栄養素の摂取作戦が重要

⑩炭水化物

炭水化物は糖質と食物繊維でできている

1万年前に農耕で作物を作り出すまで、炭水化物（グルコース）は簡単に手に入れることのできない貴重な食べ物でした。それまでは動物や魚介類の狩猟が基本で、食用の野生の草花、あれば季節の果物程度でした。縄文時代は栗が主食であったともいわれています（栗は生で食べてもアクがないそうです）。その後、地球の気候の安定化とともに農耕が始まりました。今では穀物・イモ類などの炭水化物は、天然に存在する有機化合物で最も多い物質といわれています。

炭水化物は消化される糖質と消化されない食物繊維で構成されています（↓⑳参照）。

炭水化物を食べて咀嚼（そしゃく、噛み砕くこと）されていく口の中で、唾液中のアミラーゼという消化酵素の働きで消化が始まります。

その後、胃ではスクラーゼ、十二指腸では膵臓からアミラーゼ（唾液中のアミラーゼと少しだけ違うけれどほぼ同じ）、小腸ではマルターゼやラクターゼなどでさらに消化されます。消化されて分解し尽くされた炭水化物は最終的には単糖という物質になります。これがグルコースです。

それでも消化されずに残った炭水化物の搾りかすのような部分が、腸内細菌のエサとして最近特に注目されている陰の立役者である食物繊維（↓⑳参照）です。

グルコースは糖質の最小単位であるブドウ糖のことで、カラダの中では血糖値として測定可能です。グルコースはATP合成の原料として大活躍します（↓③参照）が、近年、少々出しゃばりすぎて肥満や糖尿病などの生活習慣病や精神面の不安定さの原因となっています。

甘いものの食べ過ぎなどで過剰に摂取されたグルコースは、肝臓や筋肉にグリコーゲン（↓④参照）として蓄えることができます。筋肉が多ければ蓄える能力が高く食後の血糖上昇防止にも寄与します。

血糖を下げるにはインスリンというホルモン（↓㉟参照）が必要ですが肝臓・筋肉にグリコーゲン（↓④参照）として蓄える場合はインスリンが不要です。運動によってインスリンなしでグルコースの処理がおこなえるということを、食べ過ぎの傾向がある方は是非覚えておいてください。逆にいえば、運動が不足すると、グルコースのコントロール（糖尿病）が悪化する理由のひとつでもあるということです。運動不足は健康の大敵です。

糖質の過剰はどうして危険なのか

運動不足にかかわらず、糖質の多い食品の過剰摂取は当然血糖値が爆上がりするので、突然の血糖値上昇を正常化して体内の環境を維持するためのホメオスタシス機能（恒常性の維持→㉟参照）が働いてインスリンが大量に分泌されます。インスリンは余分なグルコースを中性脂肪に変換してダイレクトに脂肪細胞へ導く作用があるため、内臓脂肪や皮下脂肪が増える最も肥満と直結する原因です。

過剰な糖質が変換された中性脂肪が、肝臓に蓄積されれば脂肪肝になります。脂肪肝は慢性的な肝臓の炎症状態です。従来はアルコールや肝炎ウイルス（おもにB型とC型肝炎ウイルス）が犯人とされてきた死に至る病である肝硬変や肝臓ガンの原因に、脂肪肝が近年著しく増加しています。健診結果で、脂肪肝と書かれていたら絶対に放置すべきではありません。脂肪肝は、減量や原因の治療で改善可能です。

他の臓器（筋肉や腎臓など）への脂肪蓄積が続けば、インスリン抵抗性というインスリンの効きにくくなる状態にもなり得ます。インスリン抵抗性となると、インスリンによる血液中のグルコースの処理がうまくいかなくなるため血糖値がなかなか下がりにくくなる状態になります。これが糖尿病です。

血糖値が下がりきらないのでカラダは砂糖漬けとなり、血管や神経などの組織や様々な臓器に不可逆的（元に戻せない）な障害が起こります。血管の異常は心筋梗塞・脳梗塞・腎障害（人工透析患者の原因は糖尿病が圧倒的多数）・視力障害、そして痺《しび》れや感覚障害などの神経の異常もおこす全身をむしばむ深刻な病気です。そしてこれらを糖尿病の三大合併症（糖尿病性網膜症・神経症・腎症）といいます。

グルコースとケトン体（↓⑰参照）をエネルギー源とする脳は、厄介なことに血糖値の急上昇（血糖スパイク）を快楽として記憶します。このような甘いハッピーな気分のことをシュガーハイといいます。シュガーハイはケトン体では起こりません。

シュガーハイの後には血糖を正常にするため、インスリン大量分泌で血糖値の急降下が起こります。血糖値が急降下すると、空腹感と合わせて不安や気分不快のため精神的な不安定さが起きやすくなります。これをシュガークラッシュといいます。

シュガーハイとシュガークラッシュの無限ループは、不安定な精神とキレやすいヒトを生み出します。過剰なグルコースの摂取を抑えられれば脳も安定するため、感情のコントロールがしやすくなります。それがケトン体をおもに脳のエネルギーとするケトジェニック（↓⑱参照）なのです。またグルコースは脳が喜ぶと同時にガン細胞のほぼ唯一の栄養源であることも忘れてはいけません。

炭水化物を主食とよぶ時代は終わった

ヒトの歴史の中でこれほど炭水化物（グルコース）があふれる時代はありませんでした。これまでは生きる上で必要なグルコースを得るのがとても大変だったので、血糖値を簡単に下げさせないよう、そして血糖値を上げるためのカラダのシステムは、幾重にも準備されていました。

逆に血糖値を下げる機能は手薄で貧弱なのです。ヒトのカラダの仕組みは大量のグルコース摂取の処理に適していません。仕組みはそう簡単に変化（進化？）するわけではありませんので、グルコースの呪縛からどのように逃れられるのか、これが現代の生活改善の鍵のひとつであることに間違いありません。

現在は甘くて糖度が高いと売れるので、その嗜好に合わせて自在に品種改良（遺伝子組み換え↓㊽参照）して年中無休で甘い食品が手に入ります。果物だけでなく野菜も糖度を競い合うようになってきました。

そうしたトレンドが現代の糖質依存へ食を変化させ、砂糖という白い粉が料理やスイーツの基本となりました。甘いものがチヤホヤされ砂糖や合成甘味料（↓㉖参照）ベースの食事は、タイパ・コスパの現代を代表する超加工食品（ＵＰＦ）（↓㉙㉚参照）とともに生活習慣病やガンをはびこらせる一大要因となっています。

主食とされている炭水化物の代表格である白米・麺類・パンはどうしても食べ過ぎてしまいます。これらが食の中心では糖質過剰となりやすいことは覚悟しておくべきで、主食とよぶのはそろそろやめてほしいと思います。

保存が効いて手軽なエネルギー源であるので主食としての地位を確立していた白米・麺類・パンですが、食品の入手が困難となることはほとんど考えられない環境であるなら、もはやその地位は譲るべきです。

むしろ現在の食生活はバランスを熟慮すべきです。多種多様な食品から栄養を考えていくべきで、食品のバランスで炭水化物を軸にすることは時代錯誤であり、すべての食品を満遍なく主食であると考えていくべきではないでしょうか。

そういう意味でも、新鮮な野菜・果物や海藻類などは推奨されます。これらに含まれる炭水化物中の糖質量は少ないですし、ビタミン・ミネラル（↓⑬参照）・食物繊維（↓⑳参照）も豊富です。積極的に摂取していただきたいです。

おもな糖質量（100gあたりのグラム数）です。なんとなく参考として眺めてください。

うどん（21）・蕎麦（23）・白米（38）・食パン（48）・パスタ（61）・じゃがいもMサイズ（16）・もずく（0）・わかめ（2）・納豆（5）・トマト（3）・ブロッコリー（0・8）・バナナ（21）・キウイ（10）

●炭水化物は糖質と食物繊維でできている
●糖質の過剰接種が肥満への近道
●炭水化物を主食とよぶ時代は終わった

⑪脂質

脂質は三刀流（エネルギー／カラダの成分／多機能）の必需品

炭水化物（↓⑦参照）は栄養素として考えた場合、おもにエネルギー（食物繊維を除けば）として活躍しますが、脂質はエネルギーとしての栄養素であるのはもちろんのこと、それと同時に、カラダのシステム運営上の何らかの役割分担やカラダの構成成分としても重要です。そういう意味では、脂質はまさに三刀流といえます。

脂質を機能面から考えると大きく3つに分けられます。

●単純脂質

食品中に含まれて食べている脂肪のほとんどが、単純脂質である中性脂肪（トリグリセリド triglyceride）というカタチで存在しています。単純脂質は脂肪酸とグリセロールの結合した脂質のことで、構成される脂肪酸の数で呼び方が変わります。

代表的なのが、３つの脂肪酸が結合したトリグリセリド（中性脂肪）なのです。カラダの皮下脂肪や内臓脂肪（脂肪肝・腸管膜など）などのカラダに蓄えている脂肪も基本的には同じ中性脂肪です。この場合の中性脂肪の役目は、エネルギーの貯蔵庫です。余ったエネルギーを蓄える、逆にエネルギー不足のときにはそれを支える機能として重要です。

中性脂肪は3個の脂肪酸とグリセロールで構成されていますが、このうち一番キモとなるのが脂肪酸です。この脂肪酸の性格で脂肪は善にも悪にも変身します。

魚の油はいいけど肉の脂身はよくないとか、オリーブ油やエゴマ油はいいけどバターはよくないとか、そういうのは全部、脂肪酸の性格の良し悪しで決まります。脂肪酸の性格分類は後ほど詳しく述べます。

●複合脂質

単純脂質にリンや糖などの他の成分が結合した脂質のこと。結合した成分によってリン脂質・糖脂質・リポ蛋白質などのように呼び方が変わり、それぞれ生体膜成分や脂質の輸送などの多彩な役割を果たします。

カラダのひとつひとつの細胞には中身（遺伝子→㊼参照など）を守るためのカバーである細胞膜というのがあります。この細胞膜をつくっているのが複合脂質（リン脂質・糖脂質・リポ蛋白など）です。

中でもリン脂質はあらゆる膜の成分で、細胞の中にある核やミトコンドリア（→③参照）も実はこのリン脂質でできている膜で守られています。これらは生体膜といいます。とにかくカラダの中の膜という膜はこのリン脂質が基本骨格です。

糖脂質は細胞膜の細胞表面で特定の化合物の認識のために重要な役目を担っています。糖の部分だけが細胞膜の外側に飛び出しており、膜の間を自由に移動して、細胞の外にある物質や細胞間の機能の仲介や調整をおこなっています。免疫の細胞やガン細胞の表面にも糖脂質があって様々な機能があり研究がすすめられています。

●**誘導脂質**

単純脂質や複合脂質が加水分解してできた化合物のうち脂質の性質を持つもので、脂肪酸やコレステロール、ステロイドです。ホルモン・生体膜などの材料として重要です。

コレステロールも生体膜の成分の一部であると同時に、各種のホルモン（→㉟参照）の成分でもあり、胆汁酸という消化酵素の原料でもあります。動脈硬化をきたす悪役イメージがありますが、なくてはならない脂質のひとつです。

また、ほとんどのコレステロール（70～80％）は肝臓で合成されて、その量（カラダの中には約100グラム）は調整されています。食品からの追加は2割ほどです。

コレステロールは水に溶けないので、そのままでは血液で全身へ供給できないのでリポ蛋白という乗り物が用意されています。リポ蛋白は肝臓で合成されたコレステロールを全身へ運ぶ物流担当のLDL（低比重リポ蛋白）と、余分で不要になったコレステロールを肝臓に戻す産廃業務担当のHDL（高比重リポ蛋白）があります。

そしてこれらがコレステロールと合わさるとLDLコレステロール、HDLコレステロールとよばれます。

LDLが多すぎてもHDLが少なすぎても血液中の余分なコレステロールが増えてしまうので、このバランスが崩れている状態が脂質異常症、すなわち一般的にいわれる高コレステロール血症です。

血液中のLDLコレステロールと中性脂肪は高いほど問題です。その理由は、動脈硬化をおこすからです。

よく耳にする動脈硬化というのは、血管の壁（血管内皮細胞という）に余ったコレステロールの結晶が沈着（プラークという）してしまうことです。

そのうえ血管の壁自体がプラークの増殖で狭くなるとともに機能が低下して、血管の異常収縮や血栓（血の塊）形成・カルシウム沈着などが起こります。

それによって動脈は文字通り硬くて脆く、狭くなります。動脈の柔軟性がなくなるので血圧も上昇します。結果、脆くなった動脈に高血圧が加わることで血管が破れたり詰まったりします。

脳梗塞、心筋梗塞、脳出血、腎機能低下、眼底出血などなど、枚挙にいとまがないほどの病気のオンパレード状態となるのです。

一方、ＨＤＬコレステロール（以下ＨＤＬ）は低いほど問題となります。何故なら、ＨＤＬは動脈の血管の壁に築かれた余分なコレステロールの塊からコレステロールを引き抜く働きがあるからです。すなわちＨＤＬは大事な動脈をマメに掃除して動脈硬化の予防をしてくれている動脈清掃のプロなのです。

ＨＤＬがもともと多い方はよいのですが、少ない方は注意が必要です。現在このＨＤＬを増やす薬はありません。ただし、増やす方法はあります。運動です。これが唯一ＨＤＬを増やす手段としてエビデンスがあります。適度な運動習慣は本当に大切なのです。

煙草はＨＤＬを低下させアルコールは中性脂肪が増える（↓㊵参照）ので動脈硬化の促進剤です。その他の動脈硬化のリスクは、肥満・糖尿病・高血圧・慢性腎臓病・加齢などです。動脈硬化のリスク回避は大切です。

3種類の脂質酸（長鎖・中鎖・短鎖）を理解して脂質の摂り方を考える

食品中の脂肪（おもに単純脂質のトリグリセリド／中性脂肪）は、十二指腸で胆汁（胆汁酸）で乳化されたあと、リパーゼ（膵臓から分泌される消化酵素）で脂肪酸とグリセロールに分解されます。これらは小腸で吸収されます。

エネルギーに関与するのはおもに脂肪酸となります。脂肪酸は構成されている成分である炭素の数やその結合の仕方などでカラダの中での働き方が異なります。脂肪酸に結合している炭素分子は鎖のように長くつながっているのでその長さ（炭素の数が短鎖は4か6、中鎖は8か10、長鎖は12以上）で分類するやり方です。炭素の長さで長鎖脂肪酸・中鎖脂肪酸・短鎖脂肪酸と分けられ、それぞれかなり違う特性を持ちます。

長鎖脂肪酸は炭素分子がたくさんつながっている脂肪酸で、一般的に使用されている植物油は炭素数が16個以上なのでほとんどがこのタイプです。

食された中性脂肪はこのままではカラダで利用できないので前述のように消化され分解されます。中性脂肪が消化されてできた長鎖脂肪酸は小腸で消化吸収されます。

吸収された長鎖脂肪酸は再び中性脂肪に再合成されてからカイロミクロン（運び屋さんであるリポ蛋白のひとつ）によって取り込まれてリンパ管（全身に張り巡らされたカラダの浄化システムで免疫システムも担う）から胸管（リンパ液が最終的に集まってくる）を経由して全身の大循環（静脈系）へと運ばれます。そして最終地点の肝臓へ到達します。

その間、中性脂肪は筋肉・脂肪組織などの全身の細胞に運ばれて必要に応じて使用されます。「必要に応じて使用するときの状況」とは、グリコーゲン（↓参照③）が枯渇したときです。つまりグルコースの供給が少なくてスーパーサブであるグリコーゲンを使い切ってもなおグルコースが供給されない状況の場合です。

お腹が空いたからとつまみ食いの習慣があれば、決して「必要に応じた状況」にはならないわけで、すなわち、グルコースが供給され続けられている限りカラダ（肝臓・筋肉・脂肪組織ｅｔｃ．）に脂肪は蓄積され続けることとなります。

アルコールも同様です。これが、甘いものやアルコールをとり続けると脂肪肝や太鼓腹になる理由です。

中鎖脂肪酸は長鎖脂肪酸のほぼ半分くらい（炭素分子が8個くらい）の長さです。ココナッツ油やパーム油・ヤシ油などにも含まれます。中鎖脂肪酸を主成分とする脂質をＭＣＴオイル（Medium Chain Triglyceride）といいます。ＭＣＴオイル（↓⑲参照）はリンパ管を通らず代謝経路や代謝方法が全く異なり、他の脂肪酸と比べて約4倍も分解が早いためほとんど体脂肪にはなりません。長鎖脂肪酸のようにリンパ管へ行かず、直接肝臓に運ばれてケトン体となり、極めて素早く、そして効率よくＡＴＰ（↓②参照）の合成に使用されます。
糖質を控えるケトジェニック（↓⑱参照）はこの中鎖脂肪酸が主役です。さきほどの長鎖脂肪酸（普通の油）はグルコースやグリコーゲンがあるような場合、エネルギー源に利用されずに皮下脂肪や内臓脂肪に蓄積されますが、ＭＣＴオイルはグルコースの有無に関係なくケトン体を産生してＡＴＰを合成します。

高齢者の低栄養やグルコース制限が必要な体調や疾患（糖尿病や呼吸器疾患など）、肥満の解消のための代謝改善などにもMCTオイルが有用です。ガン細胞はグルコースからしかATP合成して増殖できないため、MCTオイルの活用すべき状態とも考えられますが残念ながらまだまだ一般的ではないようです。MCTオイルの有する代謝改善機能は、糖質制限やケトジェニックとともに、予防医学（バターコーヒー→⑲参照）にもっと活用されるべきだと思います。

短鎖脂肪酸（プロピオン酸、酢酸《さくさん》、酪酸《らくさん》などの総称）は食物繊維（消化しきれなかった炭水化物、レジスタントスターチなど→⑳参照）をエサに腸内細菌（→㉓参照）が発酵によってつくりだす脂肪酸です。脂肪ですがカラダへの脂肪の蓄積抑制や免疫の強化と炎症反応の抑制など、エネルギーのコントロールだけではなく、健康を維持するための全般的な調節をおこないます。

腸が脳を支配する、このシステムは腸脳相関とまでいわれています。現在この分野の研究成果は著しく、ノーベル賞級の新しい知見が発見されるような予感がします。

脂質は種類が豊富だから効能・効果をよく理解して摂取する

脂肪酸の構造の中の炭素の数で分類（長鎖〜短鎖脂肪酸）しましたが、今度はその炭素の結合の仕方で分けるやり方です。炭素同士の二重結合の有無で分類します。どんな製品でも同じですが、これらの油は種類だけで良し悪しを単純に比較できません。特に鮮度が落ちると酸化されてしまいますし、原材料の栽培方法や原産国（↓㊽参照）、さらには飼育法でも全く異質な製品となります。製造法で化学的に抽出していれば異なる化学物質に変化してしまうこともあるからです。

例えばオリーブオイルやゴマ油の製法が低温圧搾法であれば温度変化が少なく安心ですが、化学的な抽出法では品質が変化してしまいます。バターの原料となる牛が穀物で飼育されているのか、放牧して牧草で育てられているのか（↓⑲参照）で全く栄養価が変わります。要するに油の名前だけでは判断しないようにすべきで、この辺がとても難しいところです。要は、その製品のバックグラウンドを知るべし、ということです。

二重結合のない脂肪酸は、**飽和脂肪酸**といいます。酢酸・酪酸・バター・チーズ・パーム油・ココアバター・牛や豚の脂身などです。

二重結合がある脂肪酸は、**不飽和脂肪酸**といいますが二重結合の数や場所で以下のように異なります。

二重結合が1個の脂肪酸は一価不飽和脂肪酸といいます。オレイン酸（オリーブ油）です。

二重結合が2個以上の脂肪酸は、多価不飽和脂肪酸といいます。

多価不飽和脂肪酸の中で二重結合の場所が、3個目ならn－3系（オメガ3）・6個目ならn－6系（オメガ6）で、これらは体内で合成できないので必須脂肪酸といいます。食品からの摂取が不足すると、免疫異常・成長障害・脱毛・脂肪肝・記憶力低下などをきたすといわれています。

n－3系（オメガ3）には、アルファ-リノレン酸（ゴマ・キャノーラ・エゴマ・シソなど）・EPA（イコサペンタエン酸）（鮭・サバ）・DHA（ドコサヘキサエン酸）（ニシン・マグロ）があります。

n－6系（オメガ6）には、リノール酸（植物油）・アラキドン酸（卵・レバー・鶏・豚・魚）。

最後に蛇足ですが、マーガリンなどの化学合成されている脂質は添加物（→㉜㉝参照）が多いので脂質というより化学物質です。原材料をみればハッキリわかります。バターの原材料は牛乳（おもに攪拌するだけでつくる）ですが、マーガリンは食用油・乳製品・食塩・ビタミンA・乳化剤・着色料など（混合乳化）でつくられています。

●脂質は三刀流（エネルギー／カラダの成分／多機能）の必需品
●3種類の脂肪酸（長鎖・中鎖・短鎖）を理解して脂質の摂り方を考える
●脂質は種類が豊富だから効能・効果をよく理解して摂取すべし

⑫蛋白質

蛋白質は動物性・植物性にこだわるべきか

冒頭からいきなりですが、動物性蛋白質を摂取しないベジタリアンやビーガンが何故存在するのか、一度真剣に考えてほしいです。動物が可愛いし可哀想だからという理由もあるかもしれませんが、もっと大切で重要な事実があります。

有名な『チャイナ・スタディー』（コーネル大学　キャンベル博士他）が結論づけた「動物性蛋白質は史上最悪の発ガン物質である」という言葉を証明する事例やエビデンスが本当の理由であるからです。焼肉やステーキを一生食べてはいけません、とまではいえませんが、肉三昧は確実に危険だと断言できます。

気を取り直していきます。動物性蛋白質（乳蛋白質のホエイなど）のよいところは吸収や代謝が早く、筋肉の合成を活性化します。植物性蛋白質（大豆などのソイ蛋白質など）はゆっくりと吸収されて代謝も長時間かかりますが、筋肉の分解を抑制する作用があります。同じ蛋白質でも性格が異なります。

　こういった意味からも、偏らない蛋白質の摂取を心がけることが大切です。

　動物性であれ植物性であれ、いずれの蛋白源においても産地や農薬・肥料・飼料等の問題（↓㊽㊾参照）もあります。蛋白質を含む食品の背景もしっかり吟味して選択することはなかなかハードルが高い問題ですが、とても重要なので気に留めておいていただきたいです。

必須アミノ酸はバランスが大事

　食品（肉・魚・豆など）中の蛋白質は、そのままではカラダで利用できないので消化管の各部位で特有な消化酵素を使って最終的に20種類のアミノ酸に分解されます。蛋白をアミノ酸まで分解するための酵素は、非常に種類が多いので総称してプロテアーゼといわれています。

　すなわち、食された後の蛋白質は、まずペプシン（胃）・トリプシンとキモトリプリン（膵臓から分泌され十二指腸で使用）等でアミノ酸まで分解された後、小腸までたどり着きます。そこでペプチターゼなどの作用で血液中に吸収されていきます。

　一部のアミノ酸は様々な物質が血液を移動するための乗り物として利用されたりします。

　多くのアミノ酸は、肝臓や筋肉などで再び10万種類もの蛋白質に再合成されてあらゆる役目を持たされます。アミノ酸から蛋白質再合成の作業の指示は、遺伝子情報（↓㊺参照）の中にあるアミノ酸配列の設計図の通りにおこなわれます。

余談ですが、その他の栄養素である炭水化物や脂質に関しての遺伝子情報は明らかになっておらずブラックボックスです。遺伝子が解明されたといっても、蛋白質しか判明しておらずヒトのカラダというのは本当にまだまだ未知なのです。

蛋白質は、分解された20種類のアミノ酸が、遺伝子からの指令をもとに様々な組み合わせで結合している高分子化合物です。

カラダの組織（筋肉・髪・爪・骨・血液成分など）や臓器（肺・心臓・肝臓・腎臓など）の構成成分、ホルモン・免疫（抗体）、消化酵素などでも大切な役目を持ちます。この他ATP合成・脂質合成・糖新生（↓④参照）などにも利用されますが、その割合はわずかです。

しかし、蛋白質が大幅に不足すると、肌・髪のトラブル、筋力低下、気力や抵抗力低下、ストレスなど広範囲に影響を及ぼす可能性があります。

20種類のアミノ酸のうち、カラダの中で合成できないアミノ酸があります。これは必須アミノ酸（不可欠アミノ酸）といって9種類あります。

この必須アミノは、食事から摂取するしかありません。必須アミノ酸を多く含む食品には、アミノ酸スコアという指数があるので、多少参考になります。満点は100ですが、優先するほどの意味はありません。

最近（2013年）では食品中の消化吸収率を加味して蛋白質の品質をより正確に測定する評価方法であるDIAAS（消化性必須アミノ酸スコアDigestible Indispensable Amino Acid Score）がFAO（国連食糧農業機関）によって提唱されています。まだ一般的ではありませんが、DIAASのほうが有用かと思います。

念のため、必須アミノ酸スコアを列挙しますので、参考にしてください。食品名（必須アミノ酸スコア／DIAAS不明の場合―）で表示してあります。

白米（56／37）・トウモロコシ（69／42）・ジャガイモ（78／―）・トマト（51／―）・リンゴ（56／―）・大豆（100／99）・卵（100／116）・牛乳（100／115）・肉類（100／110）などです。肉だけではなく卵と大豆も優れた必須アミノ酸源であることがわかります。

必須アミノ酸は全部で9種類あるのでアミノ酸スコアが高いものだけではよくありません。何故なら、必須アミノ酸はチームプレーなので一番少ないアミノ酸に合わせたプレーしかできないからです。これを「桶の板理論」といいます。桶は組み合わせた板の一番短い板の高さまでしか水を入れられず、それ以上入れても溢れてしまいます。最も少ない必須アミノ酸に合わせてしか、他の8種類は活用されないということです。食事などからバランスよく摂取するのが、やはり一番よいのです。

ほとんどのアミノ酸は肝臓で分解されますが、3種類の必須アミノ酸（バリン・ロイシン・イソロイシンという分岐鎖アミノ酸でBCAAと略されます）だけは筋肉で直接分解されます。ＢＣＡＡは必須アミノ酸なので食事で補給が必要です。筋肉量の維持や強化を目的とする場合には、適度な運動量が必要不可欠なのはいうまでもありませんがＢＣＡＡサプリ摂取なども意味があることかもしれません。

アミノ酸プールがあるから過剰な蛋白質摂取はむしろカラダに負担

カラダの構成成分で最も多いのは水分で約60％です。残りの40％はアミノ酸と脂質で半々くらい、そして数％はビタミンやミネラルです。

アミノ酸は血液や各組織などいたるところに一定量存在して、必要に応じて筋肉や臓器をつくるために使われます。これはアミノ酸プールとよばれていますが、およそ30グラムとも１００グラムともいわれており議論の的です。蛋白質の分解と再生が日々おこなわれていますが、約60日でほぼすべてが入れ変わります。このアミノ酸プール以上の蛋白質を摂取しても、過剰となり逆にカラダの不調の原因となることもわかっています。

運動量や元々の筋肉量にもよりますが、食事から1日に必要な蛋白質の量は50グラム（1～2グラム／体重kg）ほどです。

蛋白質が豊富といわれていて、ボディビルダーに人気の鶏のささみですが、これを２００グラム食べると実際の蛋白質の量はその25％くらい（肉の半分は水分で脂質・ミネラル・炭水化物なども含まれるため）なので約50グラムとなり、普通のヒトなら、これで充分です。

他に蛋白質を重量比で比較すると納豆20％、マグロ25％、チーズ20％、蕎麦15％、牛乳3％、豆腐7％、牡蠣7％、エビ20％、白米6％、玄米7％、卵12％、ブロッコリー5％、カリフラワー3％、キャベツ1％、椎茸3％、バナナ1％などです。意外なところで胡麻は20％もありますが沢山は食べられません。

いずれにしても、蛋白質の量を摂取するために意識して肉を食べなくても、割とそこそこのバランスで蛋白質は摂取できていますので、ご安心ください。しかし、ＵＰＦ（↓㉙㉚参照）などから蛋白質を摂取することに関しては、栄養のバランスがすこぶる悪く添加物（↓㉜㉝参照）などの化学物質が多いので除外します。

推奨するケトジェニック（↓⑱参照）ではグルコースを減らして脂質主体に食事を変えますが、もちろん蛋白質は通常で構いません。筋肉量や基礎代謝（生命維持のための必要最低限のエネルギー量）に影響してサルコペニア（↓㊸参照）を起こしかねないので、蛋白質を減らす必要はなく、かといってあえて蛋白質を増やす必要もなく通常どおりで全く問題ありません。

運動せずにプロテインやサプリで補うことに頼らず、座る時間を減らしたり、下半身や体幹を中心とした体操やストレッチなどの運動習慣でサルコペニアを予防したいです。

糖質を減らしたり、プチ断食（↓⑮参照）でケトジェニックを目指すことを継続したとしても、それは同様です。

つまり、ATP（↓②参照）を合成するためのエネルギー源が不足するという非常事態になってしまい、蛋白質を原料としてエネルギーをつくらなければならないのは、極めて特殊な最終段階です。アミノ酸プールで蛋白質は一定量キープされていますので、高齢者などで筋肉が減る、などといって蛋白質を過剰に摂取することは必要ありません。

栄養補助食品のプロテインバーなどの摂取が流行りですが、むしろ余分な蛋白質（プロテイン）を排泄するために肝臓と腎臓に余計な負担をかけたり、消化不良をおこしたりするので下痢や疲れやすさ、頭痛などの体調不良の一因になっていることがありますので、ご注意ください。

●蛋白質は動物性・植物性にこだわるべきか
●必須アミノ酸はバランスが大事
●アミノ酸プールがあるから過剰な蛋白質摂取はむしろカラダに負担

⑬ビタミン&ミネラル&サプリメント

ビタミン13種&ミネラル16種はチームプレーなので大切なのはバランス

ビタミンのおもな働きは、三大栄養素（炭水化物・脂質・蛋白質）の分解と合成、エネルギーであるＡＴＰ（→②参照）の合成、筋肉運動や神経機能・ホルモン（→㉟参照）の調整など生きるために必要な様々な反応を円滑に進めるためのマネージメント担当です。

ミネラルは、ヒトのカラダの主要成分（酸素・炭素・水素・窒素）以外の成分でありながら、ビタミンと同様に三大栄養素の代謝や皮膚・筋肉・神経機能の正常な維持に貢献します。

ミネラルは自分ではつくれないので食べて補うしかありませんが、カラダの各パーツに適量プールされていますから、慌てて食べなければいけないというほどではありません。

多くても少なくてもお互いに影響を及ぼし合うので、それぞれ微量なのだけれど、絶妙に関係し合うからこそ、極端にではなく満遍なくが正解です。

ビタミンは13種類あります。
水への溶けやすさで分類されることが多く、水溶性ビタミン9種類、脂溶性ビタミンは4種類あります。水溶性ビタミンはビタミンB群（1、2、6、12）、ナイアシン、ビオチン、葉酸、パントテン酸、それからビタミンCです。脂溶性ビタミンはビタミンA、D、E、Kです。

ビタミンB1　糖質代謝に必須、神経の機能維持に大切
ビタミンB2　脂質代謝に重要、皮膚・粘膜・爪や髪の発育を助ける
ナイアシン　三大栄養素の代謝すべてに貢献、皮膚の機能保持
ビタミンB6　蛋白質代謝に大切、神経の機能維持に貢献
ビタミンB12　神経の機能維持と造血に大切
ビオチン　三大栄養素の代謝に関与する
葉酸　造血と動脈硬化予防、胎児発育に貢献
パントテン酸　ホルモン合成に関与してストレス軽減、皮膚や髪を保つ
ビタミンC　コラーゲン合成に大切、皮膚の健康を保つ
ビタミンA　視力の安定に必須、皮膚の新陳代謝に大切
ビタミンD　骨と歯の健康に重要
ビタミンE　抗酸化作用、血行促進
ビタミンK　止血機能に重要、骨や血管を正常に保つ

一般的に水溶性ビタミンは代謝が早いので、なるべく少量頻回に摂取することが推奨されます。対して脂溶性ビタミンは蓄積しやすいので必要以上に摂取すべきではありません。過剰症という疾患の原因になります。

必須ミネラルは16種類あります。

主要ミネラルが7種類（カルシウム、リン、イオウ、ナトリウム、カリウム、マグネシウム、塩素）で、その他に微量ミネラルというのが9種類（鉄、銅、亜鉛、ヨウ素、セレン、マンガン、コバルト、クロム、モリブデン）あります。

カルシウム　骨・歯の材料、筋肉・神経・心臓の働きを調整
リン　エネルギー（ＡＴＰ）合成とカラダの構成成分として重要
イオウ　皮脂の調整など皮膚の健康全般に大切
ナトリウム　体液バランスの調節、筋肉・神経の働きを調整
カリウム　体内の塩分調節、筋肉・神経の働きや血圧の調整
マグネシウム　筋肉・神経の働きを調整
塩素　体液の維持やｐＨ調整、消化機能の維持
鉄　造血と爪・皮膚・毛髪などに重要
銅　造血・骨・血管・毛髪・免疫など幅広く関係
亜鉛　皮膚・爪・味覚の他、性機能・造血などにも大切

ヨウ素　甲状腺ホルモンの調整に重要
セレン　活性酸素の除去、甲状腺・心筋・爪などを正常に保つ
マンガン　甲状腺ホルモンの調整に重要
コバルト　造血や神経の調節、糖質・脂質代謝に関係
クロム　インスリンに関係して糖質・脂質代謝の調整に必要
モリブデン　造血や尿酸の代謝に関係

ビタミンやミネラルはカラダの材料とかエネルギーであるＡＴＰ（↓②参照）の原料にはなりませんが、補佐役として重要で、なくてはならない存在です。

そして、それぞれが補い合ってチームとしてカラダの調整をするので、どれかがカラダの何によいから、とサプリメントなどで偏ってとるのはオススメしません。不足しても多すぎてもいけないのがビタミン＆ミネラルで、多すぎるとむしろ過剰症となり逆に体調不良の原因となります。

ビタミン＆ミネラルは、それぞれに特有な欠乏症や過剰症があり、鉄が少なければ鉄欠乏性貧血、ビタミンＢ12や葉酸が少ないと巨赤芽球性貧血《きょせきがきゅうせいひんけつ》、ヨウ素を取りすぎると甲状腺に異常をきたすこともあります。

食材豊富な現代の食事事情では稀な疾患ではありますが、それでも摂取する食品の内容が、超加工食品（ＵＰＦ↓㉙㉚参照）や糖質過剰に偏っているような場合、含まれている食品添加物（↓㉜参照）などの化学物質や糖質の消化・吸収・処理のために、関係するビ

タミン&ミネラルの消費が激しくなります。

何となく風邪をひきやすい、近頃肌が荒れる、疲れがとれにくい、気が滅入る、このような「何となく」の不調が起こります。これは「潜在的なビタミン&微量元素欠乏症」という現代病である可能性もあり、はっきりとした診断基準もないので、むしろ診断が難しいケースです。

そういう意味では、旬の食材というのは季節に応じたカラダに必要かつ適切な栄養素が詰まっていますので、第一選択食材です。手軽なＵＰＦ（超加工食品）で済ませるべきではありません。なるべく動物性や植物性、海のものとか山のもの、野菜や果物など多くの品目から多様なビタミン&ミネラルを摂取できるような食品の選択が望まれます。

チームワーク優先で、自分だけ目立とうとするスタンドプレーは御法度。まさに one for all, all for one なので、大切なのはバランスです。しかしよほどの偏食や特殊環境下での食生活、何らかの代謝や遺伝的な疾患以外、このようなビタミン不足はあまり問題になりません。それでも心配でしたら、すべてを含んでいるマルチビタミン&ミネラルのサプリを適量摂取しておく程度でよいかと考えます。

肥満サプリ、更年期サプリ、60歳サプリ、などなど、何らかの症状や体調に合わせてご用意しました的なサプリメント食品は、個人差が大きいのでなんとも微妙です。また過剰なサプリメント摂取は肝臓や腎臓を痛める場合もあるのでご注意ください。

ところでサプリメントって薬（医薬品）じゃないのは、ご存じですか。ここからは、サプリメントについて少し考えてみたいと思います。

日本のサプリメントは「いわゆる健康食品」である

改めてサプリメントの定義を確認します。日本健康・栄養食品協会によると、サプリメントとは、「健康の保持・増進及び健康管理の目的のために摂取される食品」ということですが、実は明確な定義はありません。サプリメントは、医薬品でもなければ保健機能食品等でもない、一般食品のカテゴリーです。

一般食品のうち、健康に良いことと称して売られている食品は、すなわち「いわゆる健康食品」となるのです。法律上の定義は存在していないので行政も「いわゆる健康食品」という言い回しを使います。

「いわゆる健康食品」が、日本のサプリメントの正式名称であり定義です。

サプリメントを含めた健康食品の成分表示は食品表示法で規定されています。

また商品の広告に関しても、景品表示法・健康増進法で管理されて、不当な表示・表現は禁止されています。

しかし「絶対痩《や》せられるサプリ」「ただ寝る前に一粒飲むだけ」のような優良誤認を招く表現などを消費者庁が行政処分していますが、その数はほんの一部ですので、安心できません。商品の表示等を厳しく吟味して購入し、摂取してください。

サプリメントであるにもかかわらず医薬品風な状態であると「無承認無許可医薬品」とみなされ医薬品医療機器等法（薬機法）違反となり罰則があります。つまり、医薬品ではないのに医薬品のような効能を表示している、または健康食品であるのに医薬品成分が含まれているものは、すべて無承認無許可医薬品です。

実は、このような製品（錠剤や飲料）は限りなく多いです。滋養強壮《じようきょうそう》健康食品（媚薬・ハーブ加工品・スッポン加工品など）と称してバイアグラなどの医薬品が含有された関連商品は数百単位で確認されています。日本製もありますが中国の漢方薬を模したような痩せ薬・興奮剤・元気が出る、のようなものもあります。

このような商品には、ステロイドホルモン・甲状腺末・血糖降下薬・下剤・エフェドリンなどの医薬品がしっかり含有されています。中には、栄養機能食品と勝手に記載しているものさえあります。

サプリメントなどの健康食品を手にとる場合は、医薬品成分・剤型・効果効能などで細かい注意が必要です。医薬品以外の健康食品としてその機能が標榜できるのは保健機能食品だけですが、その基準や規定についての曖昧さと煩雑さについては、トクホ（→㊴参照）もご参照ください。本当に必要か、他人の勧めや広告に惑わされぬよう、冷静にご判断ください。

健康食品としてのサプリメントを販売するための許可・資格・届け出は不要です。製造する場合は、食品等販売業・菓子製造業・清涼飲料水製造業・調味料製造業・粉末食品製造業・食用油脂製造業などの許可を最寄りの保健所へ提出して認可を受けたりする必要があり、その手続きが煩雑なためOEM（受託製造）も多いようです。サプリメントの原料や包装などの品質チェックを管理するGMP（Good Manufacturing Practice 適正製造規範）に関しては、現時点では民間団体（日本健康・栄養食品協会、日本健康食品規格協会）による品質保証制度がありますが、義務ではありません。

しかし、昨今の健康食品関係の不祥事（小林製薬の紅麹など）から消費者庁は「いわゆる健康食品」におけるGMPの義務化を、２０２６年9月からスタートさせるようです。理由は様々ですが、サプリメントを食品ではなく予防医学として本気で考える場合、行政の責任として法のもとで認可や禁止の制度があるべき本来の姿ではないかと思いますので、このような措置は、歓迎すべき改革であると思います。

もうひとつ、サプリメントを購入し使用する場合に、気をつけていただきたいのは、個人的な輸入などです。規格が厳しいとはいえ米国、海外製品でも、取扱説明書や効能効果などを充分吟味検討して、安易に購入しないように気をつけてください。

なぜなら日本のサプリメントはあくまでも食品で医薬品成分は含まれていませんが、海外製品ではその国で許可されている医薬品成分が違法（麻薬・指定薬物）であったり届け出が必要である場合があるためです。

日本では口から摂取するものは、医薬品医療機器等法（薬機法）と食品衛生法のいずれに該当するのか判断され、輸入する場合には成分などに応じて様々な法令による規制があります。場合によっては検疫所への届け出や審査が必要な場合もあります。個人輸入に関する詳細は専門書でご確認ください。

少し話がそれますが、医師が個人輸入する場合は、未承認医薬品でも可能です。未承認医薬品は、品質・有効性・安全性が科学的に証明されておらず、国（厚生労働省）が使用することを公式に認めていない医薬品です。医師が自分の患者に対して、このような医薬品を使用したい場合、欧米等6カ国（米国・英国・ドイツ・フランス・カナダ・オーストラリア）のいずれかの国で承認された医薬品であって、医療上その必要性が高いものは、厚生労働省へ要望を申請することができます。

しかし、時間がかかるため、緊急性のある場合など、医師であれば管轄する地方厚生（支）局への申請だけで、医薬品・医療機器の個人輸入はおこなえます。ただし、緊急かつ国内代替品がなくて、自己責任で自己の患者に対しての医療行為であり、健康被害時に受けられる「医薬品副作用被害救済制度」の救済対象外となります。あくまで治療目的の個人使用で、他には臨床試験などに限って許可されています。

ところが昨今、こうした個人輸入による未承認医薬品（エクソソーム・NMN製剤など）を、美容・アンチエイジングや単なる疲労回復・滋養強壮などの目的で、高額な費用で施術をおこなう専門クリニックが乱立（669件2023年）しており問題視されています。科学的なエビデンスが確立されていない治療でも医師の判断で提供可能であり、これを規制する法律がないためです。安易な投与は世界的に問題視されており、日本でも厚生労働省をはじめ各学会や団体が、使用ガイドラインや規制の作成が急務であると提言しています。

話を戻します。ビタミンとミネラルのサプリメントに限っていえば、それ自体が科学的根拠のある栄養成分であるので栄養機能食品（→㊴参照）として、幅広く商品化されて販売されています。しかし、栄養機能食品といっても、一応の規格基準があるものの自己認証で届出審査不要なので、くどいようですが大袈裟な広告やナンバーワンみたいな文言に惑わされないようにしてください。

確かな知識と本物を見る目で商品の選択をしていただきたいと思います。

サプリメント類が予防医学としての未来に貢献できるシステムが必要

健康増進や疾病の予防に対して、ビタミン＆ミネラルのサプリメント、さらに様々な栄養成分を含むサプリメントの類いが有効性を示す科学論文は増加しています。しかしながら日本のサプリメント食品と米国・ＥＵ等の海外の事情は異なります。

予防医学の発達した米国では、健康的なライフスタイルが寿命を延ばすだけではなく医療費を削減して経済的発展の基礎になるという考え方が定着しているサプリメント大国（８兆円以上の市場、しかし日本も１兆円以上）です。日本は30％程度ですが、国民の70％以上がサプリメントを使用するという統計もあります。

米国のサプリメントそのものを規定する法律としてＤＳＨＥＡ（１９９４年栄養補助食品健康教育法Dietary Supplement and Health and Education Act）が実施されています。古くからのつぎはぎ規制を統括した法律であるＤＳＨＥＡは、製品の製造・品質の管理や安全性と表示に関した規制を取りまとめると同時に、新規の成分に関する規定を盛り込みました。ＦＤＡ（米国食品医薬品局）への通知で完了するスピード感のある法規であるものの、その後の監視システムはしっかりと決められています。不適切な場合は、ＦＤＡによって販売は禁止されます。

公布後、構造・機能表示の科学的根拠の実証に関する指針も別に公表されています。製造・品質管理基準（GMP：Good Manufacturing Practice）においては、全成分表示から主原料成分含有率、カプセル原材料から最終製品の出荷に至るまで適切な管理組織の構築や作業管理と食品成分同一を確認する一貫性は、米国のサプリメントに対する本気度を感じるシステムであると感じます。

現在日本で盛んに売られている抗老化サプリメントＮＭＮ（ニコチンアミドモノヌクレオチド　nicotinamido mononucleotide）は、美容や老化防止などの効果を謳って盛んに販売されています。近年ＦＤＡ（米国食品医薬品局）はこのＮＭＮをいち早く販売禁止としました。有効性と安全性（特に注射での投与）に疑問があるので賢明な対応であると思います。

日本では、自費診療として、医療機関がビタミンなどと同様にＮＭＮの静脈注射を高額な料金でおこなっています。予防医学に関する行政の希薄な認識は、このようなはっきりとしたエビデンスの乏しい医療行為が野放しとなっている一因です。果たして、信ずる者は救われるのか、犠牲となるのか、心配です。

ＥＵではＥＦＳＡ（欧州食品安全機関 European Food Safety Authority）が、欧州の食品法、栄養及び健康強調表示法、フードサプリメント指令にてポジティブリスト（13種ビタミンと15種ミネラル）を基本とした製品の様々な基準等について規制を設けています。また新規の食品などの安全性や表示法については、別にノーベルフーズ法（新規食品規制法）という法整備のもとで評価をおこなっています。成分特定・効果の具体性に加えて厳格な科学的根拠の論文審査を長期間おこなうため否認されるケースが多いのも特徴です。

国が違えば食べ物や習慣も異なりますし、医療保障の仕組みも違います。そのような環境や経済的な側面から、健康の維持に対する考え方やアプローチの仕方においても、千差万別となるのは当然のことです。

とすると、サプリメントを含めた健康関連商品の発展と功罪はこれからも続きます。医療費の自己負担が比較的安価である日本でも、疾患を予防することに対して、サプリメントともっと真剣に向き合うべきです。

確実な科学的エビデンスを持ち、ＧＭＰを遵守した安心安全なサプリメントを、コマーシャリズムの対象とした食品としてではなく、医薬品並みの規格として格上げしつつ、ドラッグストアで誰でも手にとれる現状を維持できるのが理想です。

しかし、日本で病気を未然に防ぐための予防的な医療政策は他の先進諸国と比べて消極的です。世界の流れをみながら、後手に回った必要最低限を仕方なく後追いするケースが目立ちすぎます。ワクチン（↓㊽参照）然り、サプリメントも然りです。

よりよい健康を望むヒトのために医療機関は存在し、それを国民皆保険制度や様々な社会保障制度が支えています。そして医療技術はトップレベルであるのに、それを扱い規制する側の関係府省庁のお役人的なビジョンと無駄使いは、形式的でルールにとらわれすぎており、本来の目標を見失いかけている気がして本当に残念です。

健康という目的達成のために予防医学があるわけで、そこにビタミン&ミネラルばかりではなくアロマ・ハーブ・漢方・鍼灸さらに科学的エビデンスをもつ新たな物質の開発など、広い意味のサプリメントとして新たな視点をもった枠組みを構築しなおす必要性を感じます。

●ビタミン13&ミネラル16はチームプレーなので大切なのはバランス
●日本のサプリメントは「いわゆる健康食品」である
●サプリメント類が予防医学としての未来に貢献できるシステムが必要

⑭水

生命の必需品。最重要物質は間違いなく水である

生きるうえで確実になくてはならないのは間違いなく水です。それは生きるエネルギーのＡＴＰ（→②参照）と同じくらいか、それ以上の重要度です。

ＡＴＰ合成のときに重要な工程である水素の濃度勾配というのは、水にしかできない現象であることも、水がヒトの生きるうえで絶対的に必要不可欠である理由です。

ですから、食べ物の五大栄養素（→⑨参照）より前に位置します。

酸素のように数分というわけではありませんが、「水がない」と少し時間がかかります（おそらく数日から1週間以内）が、確実に生きられないのは事実です。

６番目の栄養素とよばれたりしますが、自分としては五大栄養素よりはるかに重要なので、０番目のポジションです。生命は、まず水ありき、です。

ヒトのカラダの少なくとも60％は水分です。体重60㎏ならそのうち36㎏が水ということ

になります。

1日に必要な水は最低でも2L以上です。呼吸・汗・消化液など黙っていても1日で1L近くがカラダから失われています。暑さが加われば、容易にそれ以上消費されます。

尿も1日少なくとも1L。そもそもカラダに必要な酸素や一連の電解質（ナトリウムとかカリウムとか）・栄養素や、要らなくなった二酸化炭素などの老廃物を、汗や尿で廃棄する際の血液もすべて水が主成分です。

カラダ中の物流の要である血管は、十分に循環可能な量と一定濃度の血液がなければ、各臓器が故障してカラダは本来の機能を失います。水の補給がなければ、脳梗塞、心筋梗塞、腎不全なんでもありです。

どんな水でもよいわけではありません。ミネラルウォーターか水道水か浄水器の水か。悩ましい問題です。毎日欠かさず必要なので、やはり安心安全を保証された水が大切です。いわゆるミネラルウォーターは農林水産省が4つに分類しています。

1　**ナチュラルウォーター**↓特定水源の地下水を殺菌等の処理済み。ミネラルは少なめ

2　**ナチュラルミネラルウォーター**↓特定水源の地下水、天然ミネラル豊富

3　**ミネラルウォーター**↓ミネラルの調整をしたり複数のナチュラルミネラルウォーターの混合

4　**ボトルドウォーター**↓地下水以外の水を飲用基準を満たすように処理された水

購入するなら、迷わずナチュラルミネラルウォーターに決まりです。ミネラル成分によって軟水と硬水に分けられますが、好みで選べばよいかなと思います。但しＰＦＡＳ問題（後述）もあるので含まれる成分管理の確認は怠らないようにしてください。

水道水がそのまま飲めるのは、現時点で日本を含め世界15カ国で、ノルウェー・アイスランド・南アフリカ・ドイツ・オーストリア・フィンランド・スロベニア・アイルランド、スウェーデン（ストックホルム）・クロアチア・アラブ首長国連邦・モザンビーク・レソト・ニュージーランド・オーストラリア（シドニー）くらいらしいですが、諸説あるようです。

蛇足ですが国家の資格条件は４つ（永久的住民・領土・政府・他国と関係を結ぶ能力）と決められていて、そういう意味での世界の国の数は１９７カ国とのことです。調べて驚いたのは日本の未承認国家は54もあって、人気の台湾も未承認でした。国の数とか国の承認など、どうでもいいことですが、そのような世界の中で、水が飲める国がこんなに少ないとは、驚きです。

ナチュラルミネラルウォーターの安全基準はミネラルウォーター類として食品衛生法で管理されていますが、項目は20項目と少なめです。わかっている有害物質に関する基準値はきちんとクリアされているはずです。でも今後未知の有害物質（ＰＦＡＳ然り）が確認されるおそれは否めません。

一方で日本の水道水の基準は厳しいです。水道水は50以上の成分基準値をクリアすべき水道法で管理されています。基準が多いとか少ないとかで、安全性は比較できませんが、決定的な違いは水道水の塩素です。

浄水された水道水は水道管で運ばれてくるまで多数の細菌の汚染から守るためにカラダに安全な量の塩素を混ぜています。塩素は強い酸化力で蛋白質を傷つける作用があり、これが持続的であるため利用しています。

放置された残り物チャーハンやパスタなどに存在して高温・煮沸で死滅しないことで有名なセレウス菌、これは塩素で死滅しています。しかし、塩素でも死滅しにくい微生物もいます。レジオネラ・クリプトスポリジウム（原虫）・ランブル鞭毛虫などです。しかし、いずれも煮沸で死滅しますし、これらの汚染は特殊な環境下で限定的ですので通常は気にしなくてもよく、この点においても基本的に水道水は安全です。

浄水器が必需品の日も近い

水道水は常温で放置しても3日ほどは安全に飲めるくらいですし、煮沸すれば塩素は取り除くこともできます。

ところが、煮沸でも取り除けない有機フッ素化合物（ＰＦＡＳ）が問題視されています。ＰＦＡＳはＰＦＯＡやＰＦＯＳをはじめとした約1万種もの有機フッ素化合物の総称で自然界に存在しない物質ですが、フッ素加工フライパン・防水衣類・消火剤・塗料や殺虫剤などに幅広く使用されています。

輸入や製造・使用の規制は徐々に拡大中ですが、これまでのPFASは自然に分解されず（難分解性）カラダに蓄積（高蓄積性）して発ガン性（↓㊺参照）・免疫異常・発育異常・脂質異常やホルモン異常などの健康被害が確認されてきています。

発ガン性の評価をおこなっているWHO傘下である国際ガン研究機関（IARC）は、PFOAをグループ1、PFOSをグループ2Bに分類しました（IARCの詳細は↓㊹参照）。

PFASについて、ミネラルウォーター類での規制は現在のところありません。肝心の水道や地下水では、水道法の管理目標（暫定目標値50ng／L、米国4ng／Lの10倍以上！）のみで厚生労働省・環境省から全国の水道業者へのお願いレベルですが、新たな環境汚染としての対応が急務です。しかし、2026年度からようやく水道法上の水質基準として、定期検査が義務化される予定です。

水源は無限にあるわけではありません。2024年4月から厚生労働省から新たに上水道の整備や管理が移管された国土交通省（水管理・国土保全局）も交えて、未知の水質汚染を早期に発見し、適切な対策で安心して飲める水道水（地下水）であり続けてほしいです。

近年、水素水、アルカリイオン水、炭酸水、シリカ水、深層海洋水など、水が高級ブランドのごとく国産、輸入を問わず販売されています。活性酸素（↓㉗参照）を消去する魔法のような効能が記載された水の販売もあります。しかし確信に迫るエビデンスは微妙であり、その辺を国民生活センターが調査していますので、しっかりご確認のうえで使用することが大切かなと思います。そんなことを考えると、ＰＦＡＳを含めた有害物質の除去が可能な浄水器が、もしかしたら最も安全であるかもしれません。

気候危機で今や地球は温暖化を通り越して沸騰しています（地球沸騰化）。地球はある意味で脱水症になりかけです。地球の水の循環に必要な森林の伐採などは、地球の恒常性に深刻なダメージを与えています。

そして、かつて日本は温帯気候でありましたが今では亜熱帯気候の暑さです。喉が渇いたから飲もうではなく、〝定期的な一口飲水〟の習慣をつけておかないと、カラダの中の水分は知らずに不足して、いわゆる脱水になります。脱水になると汗による体温調節機能が破綻して、意識障害や命に関わる重大な事態となります。

逆に必要がないのに意味なく５Ｌや６Ｌもの飲水は、腎臓での水処理が間に合わず水中毒となり、これも危険です。

気づいたら水をひと口の習慣をつける

アスリートは前日から栄養と共に、水分を計画的に摂取しておきカラダを水分で満たしておくといいます。これをウォーターローディングといいますが、要はこまめな水分補給が優れたパフォーマンス発揮には重要だということです。この場合の水はナチュラルミネラルウォーターが推奨されています。

蛇足ですが、防災キットがリュックに入ってホームセンターなんかで売られていたりしますが、最も準備しておかなければならないのは、水と排泄処理セットです。水はひとり1日2Lで準備して、あとは尿と便の排泄物が処理できなければ、異臭と汚染、そこからの感染によって生きることは困難になるのは時間の問題です。ぜひ備蓄品の必須項目としてこの2つはご検討ください。

とにかく、水のない惑星に生命の可能性はなく、古来水辺にヒトが集まって社会が発展してきました。片手に水はいつもあるべきで、気づいたら水を飲む習慣をつけましょう。

●生命の必需品。最重要物質は間違いなく水である
●浄水器が必需品の日も近い
●気づいたら水をひと口の習慣をつける

第三章　食べない健康・食べる健康・出す健康

⑮プチ断食／メタボリックスイッチ

プチ断食といっても半分は睡眠中

私が数年前から実践中のプチ断食は、ルールさえ守れば試す価値のあるシンプルな生活改善法であり、慣れるとやめられなくなるほど効果テキメンです。

毎日の食習慣が大切と書きながら、なんだやっぱり断食かよ、と思われますが、いつでもどこでも食べられる時代だからこそ、食べないことの意義を本気で考えてほしいのです。

下っ腹が軽く膨らんでおられる程度の方から、なかなかの太鼓腹の方や、全然太れない方でも、よほどの偏食でなければ、カラダにはエネルギーや他の栄養素までそこそこ蓄えられています。

ビタミン&ミネラル（↓⑬参照）、蛋白質（↓⑫参照）、それにスーパー蓄電池の脂肪組織まで、しっかりとプールされています。

ただし、カラダの60％を占める水（↓⑭参照）だけは充分補給する必要があります。極論をいえば断食で最低限必要なのは水だけです。プチ断食というのは、とりあえず10時間くらいは水だけの覚悟で成立します。そういう断食です。

もうすでに心配になってきた方は、糖質（グルコース）依存度が相当高いから試し甲斐がありそうですね。でも安心してください、寝ている時間もプチ断食の時間にカウントされていることを忘れないでください。できそうな気がしませんか。

10時間食べなければメタボリックスイッチがオンになる

プチ断食の仕組みはこうです。

食べ物を食べると大抵は消費しきれない余分なエネルギーが生まれます。そのエネルギーは筋肉・内臓（主に肝臓、脳、腎臓）などの各臓器にグリコーゲン（↓③参照）など様々なかたちで蓄えられます。このように各臓器に蓄えられたエネルギーをAとします。

それでも別腹で食べ続けると脂肪細胞にエネルギーは蓄えられて皮下脂肪と内臓脂肪になります。この脂肪細胞として上乗せされたエネルギーをBとします。

今度は逆に食べないでいる（10時間くらい）と、まず最初の蓄えていたエネルギーAをATPの合成（↓②参照）に使用して活動します。

それでも食べないでいると、ようやくエネルギーBを使ってATPの合成のために使用されます。このエネルギーBを使用する状態になるには多少個人差はあるものの、およそ

10～12時間といわれています。

これをメタボリックスイッチといい、このスイッチが入るとケトン体（↓⑰参照）がエネルギー源として使われ始めます。この代謝システムがケトジェニック（↓⑱参照）です。

再度確認していただきたいことは、エネルギーBというのは蓄えられている皮下脂肪や内臓脂肪であるということです。メタボリックスイッチがオンになればエネルギーB（皮下脂肪と内臓脂肪）を利用せざるをえないスリム化スイッチがオンになったということなのです。

さらに我慢すればケトジェニックとオートファジーが手に入る

エネルギーBを使用するためのメタボリックスイッチが入ってケトジェニックになると、生活習慣病の予防に加えて、空腹感が減る・気持ちが穏やかになる・集中力が増す・老化防止・認知症予防・美肌・ガン予防・インスリン抵抗性の改善（↓⑩参照）などの効果が期待できます。

メタボリックスイッチのオンからさらにプラス4時間のトータル16時間というプチ断食時間になれば、日常の生活パターンやパフォーマンスなどを考慮したうえでの、最高で効果的な攻めの断食タイムの達成です。

ヒトは飢えを生き延びるため、古くて壊れた細胞を修復して新しい細胞へと生まれ変わらせるシステムをもっています。これをオートファジー（↓⑯参照）といいます。autoは自分自身でphagyは食べるという意味です。プチ断食でメタボリックスイッチがオンになってさらにプラスした16時間以上になると、このオートファジーが急速に進められるようになるのです。

オートファジーが細胞の成分を分解する際の加水分解という作業には水が必要です。水を加えると書いて加水分解なのです。ですから断食をしている間でも水分補給は忘れないでください。水分は糖質が含まれていなければ何でも構いません。オートファジーに限らずカラダの中でおこなわれる化学反応のほとんどに水分は必要です。こまめな水分補給は健康の維持には大切です。

このように食べないことで体調をリセットして回復させる方法がプチ断食です。具体的な方法として次の5つのルールを守るだけなので比較的簡単だし、いつやめても大丈夫。また翌日からから頑張ればよいのですから。

プチ断食ルール5カ条

ルール1　**断食中の糖質摂取はしない**

血管を傷つける血糖スパイクが一番怖い（↓⑩参照）

ルール2　**空腹感がツライ断食が初期はナッツ・サラダ・スープはＯＫ**

糖質（グルコース）だけは避ける

ルール3　**断食中は飲水自由、断食が明けたら飲食自由**

　脂質・蛋白質・発酵食品などから徐々に、炭水化物はラスト

ルール4　**12時間過ぎたら脂質ＯＫ**（バターコーヒー→⑱参照）

　10時間でメタボリックスイッチはオンになる

ルール5　**効果の実感の目安は2～3週間**

　個人差はあるけれど頭のスッキリ感は早く感じる

●プチ断食といっても半分は睡眠中

●10時間食べなければメタボリックスイッチがオンになる

●さらに我慢すればケトジェニックとオートファジーが手に入る

⑯オートファジー

オートファジーは細胞のセルフリサイクルで若返りの要

オートファジーとは細胞のセルフリサイクル（ゴミを回収して刷新する）です。そもそもヒトの体は小さな細胞の集合体です。

細胞の総数はおよそ37兆個。すべての細胞内の各パーツには寿命があり、古くなったパーツを自らの力で新品に取り替えて古いパーツをリサイクルする、その作業を自分自身でおこなっているのです。

1日で細胞の1～2％はつくり替えられており、オートファジーだけで200グラム以上のアミノ酸のリサイクルもおこなわれています。生のカラダからは毎日のように生ゴミが出るので、その回収や処理することも定期的におこなわれています。

日夜、自分で自分の細胞をチョコチョコDIYしてリフォームしているのです。この仕組みを発見した方々であるベルギーのクリスチャン・ド・デューブ博士（1974年）、日本の大隅良典《おおすみよしのり》教授（２０１６年）はノーベル生理学・医学賞を受賞しています。

特に大隅教授は電子顕微鏡を使いオートファジーに関わる18のＡＴＧ（AuTophaGy）遺伝子を発見し、その後の研究成果（細胞の浄化・飢餓への対応・ガンや病原体の排除など）に多大な貢献を果たしました。

この定期的な細胞の入れ替えは、膜電位を失ってＡＴＰの合成・分解が機能しなくなったミトコンドリア（↓③参照）を隔離し排除する作業でもおこないます。これをミトファジーといい、とても重要な処理です。

ミトコンドリアは生体膜で包まれています（↓⑪参照）が役に立たなくなったミトコンドリアの膜が破れてしまうと中の活性酸素が漏れ出して原発事故並みの酸化ストレス（↓㊳参照）が起こるからです。

ミトファジーに関係する遺伝子がパーキンソン病の原因遺伝子と関連することも報告されています。

オートファジーでなくても、ほとんどの臓器の細胞で定期的な入れ替わりがおこなわれていますが、神経細胞と心筋細胞は通常入れ替わることがないため、オートファジーが唯一の細胞の若返りのチャンスなのです。オートファジーが活発に働くことで糖尿病・心不全・ガンなどの発症が抑制されることも判明してきています。

また、感染してきた有害な細菌を食べてしまう（オートファゴゾームといいます）免疫の機能もあることもわかってきました。今後もこれらの研究成果でさらなる大発見があると思います。

空腹・睡眠・運動刺激は自らの細胞をレベルアップする

このオートファゴゾームは自分の不要なパーツにもおこなわれます。そこで得たパーツをリソソームという酵素でアミノ酸に分解してエネルギー不足のときに活用します。つまり、空腹のタコが自分の脚を切り落として食べるということを、ヒトの細胞の中でもおこなっていたのです。飢餓状態、すなわち食べない時間が長くなると、特別にこれらの作業は早められます。空腹や飢餓の刺激に反応して、タコと同じことがミクロのヒト世界でもおこなわれています。空腹のときこそ、オートファジーが活発になり細胞がフレッシュに強く若返るのです。

しかしオートファジーの機能は加齢に伴い低下します。特に還暦である60歳を過ぎる頃に加速するといわれています。

免疫力が落ちてすぐ風邪をひくとか、傷が治りにくいとか、加えてガンの発症や心臓や肝臓・腎臓の機能低下など加齢とともに病気が増える原因でもあります。

またルビコンという蛋白質はオートファジーを抑制することがわかっています。このルビコンが増えることが老化の証拠でもあります。生活習慣病の象徴とまで考えられる脂肪肝でもルビコンは増えます。一方で、運動・睡眠・発酵食品はルビコンを抑えます。納得です。

サーカディアンリズム（↓㊶参照）を整える機能があって老化を抑える遺伝子として昨今巻で騒がれているサーチュイン遺伝子の働きも空腹で活発になるといいます。

とにかく、現代は食べれば健康となる時代ではなくなってきているといっても過言ではないのです。足し算の健康ではなく、引き算の健康の時代に突入しているのです。

通常の食生活パターンであれば、夕飯から朝食までが最も食事のインターバルが長くなる時間帯で、絶好のオートファジータイムです。

午後7時の夕飯であれば、朝食が午前7時でちょうど12時間空きます。（夜食を食べない前提として）朝起きた時点で、すなわち12時間のプチ断食（↓⑮参照）はすでに完了しました。メタボリックスイッチ（↓⑮参照）はオンの状態です。

新たなグルコースの供給（朝からジャムの食パンとかドーナッツ）がなければ、脂肪の燃焼が始まります。

プチ断食明けのタイミングこそスタートの食事が重要で、炭水化物は取らないことが絶対条件です。脳をグルコースで甘えさせないこと。

このタイミングのバターコーヒー（↓⑲参照）で脳にケトン体（↓⑰参照）を与えます。そうしてグルコースフリーのプチ断食を完成させておけば、オートファジーで細胞をリフレッシュさせることもできます。

そのあと、少し早めに午前11時にランチを食べたとしても昨夜午後7時からだとすでにプチ断食は16時間（午後8時の夕飯なら翌日正午）となります。だから私の1日の始まりはバターコーヒー（↓⑲参照）だけなのです。

オートファジーの活性化が現代社会のマストな新生活習慣

ホコリをためない綺麗な部屋（カラダ）で快適に過ごしていくためには、食べない時間を増やして部屋（カラダ）に溜まったホコリを取り去る清掃タイム（細胞内でリサイクル）でもあるオートファジーを日課にすることです。

日頃の掃除をサボっていると、いつの間にかうっすらとホコリが溜まってしまいます。また、安定した睡眠リズム（↓㊶参照）や運動はオートファジーを活発にすることもわかっています。オートファジーを活性化する食材（納豆・味噌・チーズ・鮭・ナッツ・各種ポリフェノール↓㊱参照）も判明してきています。

食生活の管理と運動不足を解消することでオートファジーの活動をアップさせて全身の細胞の手入れを怠らないことこそ現代に求められている新しい生活習慣でありアンチエージングの最先端なのです。

●オートファジーは細胞のセルフリサイクルで若返りの要
●空腹・睡眠・運動刺激は自らの細胞をレベルアップする

⑰ケトン体

ケトン体は脂質代謝でつくられる

ケトン体というのは、アセトン、アセト酢酸、β（ベータ）ヒドロ酢酸を合わせた総称のことです。肝臓で脂肪を分解してつくられます。水溶性なので直接血液の大循環にのって全身に到達します。そして脳をはじめカラダの隅々まで循環してATP（↓②参照）の合成に使用されます。

グルコースが簡単に摂取できなかった時代（今では到底考えられないですが！）では、カラダに蓄えられた脂肪（皮下脂肪や内臓脂肪）から日常的につくりだされて生きながらえていました。

脳のエネルギーはグルコースとケトン体だけ、指名ナンバーワンはケトン体

脳においてATPを合成できる、すなわち脳のエネルギーとなれるのはグルコースとケトン体だけです。そして酸素消費が少なくて脳神経の保護作用があるなどの理由で、優先順位はケトン体のほうが上です。

ケトン体が優位である代謝システム（ケトジェニック↓⑱参照）であれば、極論ですがグルコースフリーでも大丈夫です。ケトジェニックなカラダであれば、穏やかにお腹が空くことはありますが、糖質依存のような急激な空腹感（シュガークラッシュ↓⑩参照）というのはほとんど感じられません。

ケトン体は全身に有効なエネルギー源であり抗不安作用もある

ケトン体には、グルコースにはない抗炎症効果や抗酸化作用（↓㊳参照）もあり、グルコースのような危険な血糖スパイク（↓⑩参照）はありません。

糖尿病などの生活習慣病も予防できるうえ、シュガークラッシュによる脳の炎症も抑えられるので、精神的にも落ち着いてきます。また不安や不眠の改善効果もあります。てんかん治療としてのケトン食（低炭水化物高脂肪食）の効果は正式に認められており、保険

適用もされています。

脳の優先的なエネルギーであるばかりでなく保護作用もあることから認知機能低下を抑制する（↓㊷参照）と期待されています。またグルコースがガン細胞の唯一の栄養源であるので、今後ケトン食（低炭水化物高脂肪食）がガンの予防・治療に多くのエビデンスをもたらすことも考えられます。

●ケトン体は脂質代謝でつくられる
●脳のエネルギーはグルコースとケトン体だけ、指名ナンバーワンはケトン体
●ケトン体は全身に有効なエネルギー源であり抗不安作用もある

⑱ケトジェニック

ケトジェニックはケトン体を軸とする脂質メインの代謝システム

ケトジェニックとはＡＴＰ（↓②参照）をつくりだすエネルギー源をグルコースの摂取

を制限することでグルコース主体（グルコジェニックという）の解糖系（↓③参照）中心から意図的にケトン体（↓⑰参照）中心の脂質代謝に切り替えることです。そうすることでカラダに蓄えている脂肪（皮下脂肪や内臓脂肪）を減らします。

肥満や生活習慣病の原因となり精神の不安定や集中力欠如などの弊害の多いグルコースの呪縛から逃れられる鍵がケトジェニックなのです。

グルコースを使い切って生命の危機（飢餓↓㉕参照）が訪れそうになると、グルコースに代わってケトン体がエネルギー（ＡＴＰ合成）の主役となります。

このケトン体主体でＡＴＰをつくりだすキッカケであるメタボリックスイッチ（↓⑭参照）は最後の食事から約10～12時間頃に起こるといわれています。これが脂肪燃焼のスタートであり、すなわちケトジェニックのスタートです。

通常ケトン体は肝臓で脂肪を分解してつくります。食事をしないことでＡＴＰが極めて少なくなる状況になると、筋肉や腎臓は自力で脂肪（正確には脂肪酸）からケトン体を合成することもできます。

グルコースの手に入りにくかった時代では、むしろケトン体がエネルギー代謝の中心でした。ＭＣＴオイル（中鎖脂肪酸↓⑪参照）は極めて急速にケトン体に分解されてケトジェニックに対して大いに活用される脂質です。他の脂質と異なる代謝経路であるので脂肪細胞として蓄積されることはほぼ皆無です。最近ではＭＣＴオイルは代謝のシステムそのものを正常化する特殊機能も有するという報告もあるので、一石二鳥です。

ケトジェニックは脂肪細胞を消費し、脳を保護する

グルコースを使い切った状態を脳が感じて生命が危ないぞーと知らせてくれるとき、ヒトはお腹が空いたと感じます。

あたりまえのことと思われますが、解糖系（↓③参照）でATPの合成に使用されるグルコースは、血糖値の乱高下（シュガーハイとシュガークラッシュでしたね）する安定しない物質だから空腹感の頻度が増すのです。

脂質代謝が主体であるケトジェニックでは血糖値が安定しています。ある程度の脂質摂取でそのような空腹感はほとんど起こりません。むしろケトン体のひとつであるβ（ベータ）ヒドロ酢酸が、食欲を低下させる作用があることもわかっています。

脳はとてもデリケートなので悪いものが簡単に入り込まないように脳細胞には固い壁があります。

これを血液脳関門（blood-brain barrier 通称BBB）といいます。実際には脳内に張り巡らされる毛細血管の壁にあたる内皮細胞のことです。

BBBは通過する物質を厳しく選定しています。すべての物質が脳へ到達できるわけではないのです。詳細不明な部分もありますが、酸素・グルコース・アミノ酸の一部・ビタミン（脂溶性のみ）・アルコールそしてケトン体などはBBBをスイスイ通り抜けられま

す。

脂肪（脂肪酸）もＢＢＢを通過できますが、ＡＴＰを産生するときの酸素消費量が多いため脳内ではケトン体以外の脂肪はＡＴＰの合成に寄与できません。ケトン体はＡＴＰ合成時の酸素消費量が最も少なく次がグルコースです。この点でもケトジェニックは有利です。

ケトジェニックは生活習慣病を含めた疾患予防に期待大

アルツハイマー病などの認知症（→㊷参照）は脳内においてグルコースでうまくＡＴＰをつくれないけれど、ケトン体ではつくることができます。そのため認知機能改善効果も期待できるといわれるのです。

てんかん治療にケトン食が利用されるように、ケトジェニックでは抗炎症効果や抗酸化作用があり脳の炎症が落ち着き不安や不眠の解消も期待できます。

長らく続いた日々の生活習慣はなかなか変えられるものではありませんが、プチ断食（→⑮参照）などでＡＴＰ合成の原料の流れをグルコース依存のグルコジェニックからケトジェニックへ変換するように生活を見直すことは、チャレンジしてみる価値のあることだと思います。

●ケトジェニックはケトン体を軸とする脂質メインの代謝システム
●ケトジェニックは脂肪細胞を消費し、脳を保護する
●ケトジェニックは生活習慣病を含めた疾患予防に期待大

⑲バターコーヒー

バターコーヒーはMCTオイル、グラスフェッドバター、コーヒーだけ

バターコーヒーは、MCTオイル（中鎖脂肪酸）（↓⑪参照）大さじ一杯とグラスフェッドバター約7グラムを入れてフォーマー（電動クリーマー）で攪拌しバターを細かくミセル（バターを溶かし込んだ球状物質）にして吸収がよくなるようにします。するとカフェ・オ・レのようなふんわりしたバターコーヒーが完成します。朝食はこれのみです。MCTオイルがケトン体（↓⑰参照）に速やかに分解され、グルコースではなくケトン体が脳にきちんと働いてくれます。ケトジェニック（↓⑱参照）の柱となります。

プチ断食途中の朝食にバターコーヒー

慣れると空腹感は全くなくて、むしろ頭もお腹もスッキリしているので昼過ぎまでたっぷり16時間程度のプチ断食（↓⑭参照）が可能です。ＭＣＴオイルは腸内環境（↓㉒参照）を整える作用があるので快便この上ないのです。これでオートファジーも順調に進んでくれていると信じています。オートファジーは目に見えませんから。

ＭＣＴオイルの最大の特長はほとんど内臓脂肪にならないことです。一般的な油（長鎖脂肪酸）より構造が単純で代謝経路が異なるので約4倍も分解が早く吸収されるとダイレクトに肝臓へ運ばれてケトン体となり、効率のよい安全なＡＴＰをつくる原料となります。何度も繰り返しますがケトジェニックの要です。

バター、コーヒー、ＭＣＴオイルを含めた製品の吟味を怠らない

ＭＣＴオイルは、ココナッツオイル・パーム油などからつくられた中鎖脂肪酸です。市場にはかなり沢山出回っていますが、選択するうえで確認したほうがよい点について書いておきます。

●ココナッツ１００％が無難

●添加物フリーでナチュラル製法なもの
●成分としてC8、C10を選ぶ
●遮光ガラス入りのもの（酸化しにくいけれど紫外線で変質する）
●無味無臭なもの
●パウダーでも可

次は**バター**。グラスフェッドGrass-fedというのはGrass（牧草）fed（餌を与える）。牧場を動き回って探した牧草のみを食べて育つ牛のことで、脂肪が少ない赤身の引き締まった肉質です。

この牛の牛乳からつくったバターの成分は、飽和脂肪酸であるにもかかわらず不飽和脂肪酸（オメガ3系脂肪酸やリノール酸など）も含まれて、カロチンなどのビタミンやミネラルも豊富です。

本来、牛は草食です。しかし通常のバターをつくる牛は異なります。牛舎に閉じ込められて牧草のほかに多種多様な飼料（トウモロコシ・大豆・米ぬか・油粕・魚粉・麦など）で育てられます。そういう牛の牛乳なので、別物です。無塩と有塩がありますが、好みなのでどちらでも構いませんが、減塩が推奨されますので無難に無塩でいきます。

コーヒー豆について。1000年以上飲まれている歴史あるコーヒー豆は、カフェイン・ポリフェノール・クロロゲン酸などによる抗酸化作用（→㊱参照）、血液サラサラ、血圧や血糖値の上昇抑制、内臓脂肪減少、抗ガン作用（特に肝臓ガン予防）、利尿作用などの良い点と、カビ毒（マイコトキシン）、カフェイン、アクリルアミド、農薬、殺虫剤などの問題点も指摘されています。

特にカフェインは交感神経を活発にするため脳を活性化して認知症を予防するとともに心臓血管系への影響も確実で、血液の循環を改善するので疾患（脳梗塞や心臓病）予防に貢献するとみられている半面、合わないと頭痛や不眠（↓㊶参照）などがみられるヒトもいます。カフェインは一長一短、まさに諸刃の剣なのです。

気になる方はデカフェといってカフェインを取り除いたコーヒー豆（カフェインレス）もあります。ただしデカフェはカフェインを抜いているからか、品質劣化やカビ毒があることも多いようなので気をつけていただきたいです。

コーヒー豆の栽培のときに使用する農薬と殺虫剤は大量ですが、生豆の輸入時（植物扱いなので検疫）において、厳格な農薬の残留検査でクリアしたものだけが国内で販売されているはずです。

しかし、国内もしくは現地で害虫が確認されたら燻蒸《くんじょう》（臭化メチルやリン化アルミニウムなどで消毒）されます。燻蒸は、バルサンのように殺虫剤で豆を燻《いぶ》してしまう工程のことです。輸入される果物（↓㊽参照）などにもおこなわれています。この燻蒸の後も残留検査（24時間後の最終最低濃度の規定あり）をおこないますので、安心だと信じたいです。

有機コーヒー豆と謳《うた》った優れた雰囲気の豆も販売されています。有機JAS法により有機栽培（オーガニック）と認められるのは、現地生産農園・輸入商社・豆問屋・焙煎小売店の4段階での検査がクリアされている場合だけです。

他にオーガニック豆があります。オーガニック豆は、種まきの2年以上前から化学的に合成された肥料および農薬（有機として使える農薬登録のある商品を除く、なので登録品だけは使える！）を使用しない土壌で栽培された作物であること、遺伝子組み換えでないこと、これらの条件がクリアされていることです。

これら有機やオーガニックでも、4段階のどこかで害虫が見つかったら燻蒸されてたちまち有機栽培ではなくなります。ちなみに無農薬栽培という基準はないので無農薬という表示は禁止されております。農薬と化学肥料を抑えて作られたものとしては、特別栽培農産物という規格があり、農林水産省の農薬使用や表示に関するガイドラインもあります。

いずれにしても、安心してコーヒー豆を選ぶためには、食品と同じく製品に関する詳細な調査を怠らず「ちゃんとした豆を選ぶセンスを磨くこと」に尽きます。挽いてある粉の豆も販売されていますが豆の状態が不明なので、できるだけ自分の目で豆の質を確認し、自ら豆を挽いていただくほうがよいと思います。

バターコーヒーは美味しいけど、コーヒーが合わない方は、紅茶やほうじ茶でバターほうじ茶などとして飲まれても大丈夫です。

●バターコーヒーはMCTオイル、グラスフェッドバター、コーヒーだけ

●プチ断食途中の朝食にバターコーヒー

●バター、コーヒー、ＭＣＴオイルを含めた製品の吟味を怠らない

⑳食物繊維＝炭水化物―糖質

食物繊維は消化酵素で消化されない食物中の難消化性成分

食物繊維の定義は、ヒトの消化酵素で消化されない食物中の難消化性成分の総体、です。水への溶けやすさで、水溶性と不溶性があります。一般的に1日に20グラム以上食べるべき、といわれています。五大栄養素（→⑨参照）の中の炭水化物からグルコース（糖質）を抜き去ると食物繊維となります。食物繊維は蛋白質でも脂質でもありません。

炭水化物はとても分類が多いので、ＡＴＰに集中するため、これまで炭水化物はグルコースと食物繊維として話を進めてまいりました。しかし、食物繊維の意義を論ずる場合にはもう少し詳しい情報が必要になります。

これ以上分解できない物質まで分解し切った炭水化物の最小単位を、単糖といいます。単糖は自然界に最も多く存在する炭水化物です。単糖には構成する炭素原子の数（3〜

6個）による分類があります。単糖のうち6個の炭素分子をもつのが、グルコース（ブドウ糖）、フルクトース（果糖）、ガラクトースなどです。いずれも異性体といって微妙に組成が違います。

単糖が2つ集まると二**糖類**といいスクロース（ショ糖）、ラクトース（乳糖）、マルトース（麦芽糖）などがあります。ちなみにショ糖はグルコース（ブドウ糖）とフルクトース（果糖）という2つの単糖が結合した二糖類です。

単糖が10個以上は**多糖類**（デンプン、セルロースなど）ですが、あのグリコーゲン（↓③参照）も多糖類です。肝臓などで貯蔵されて糖新生で使用されるあのグリコーゲンです。単糖が2～10個の場合、**少糖類**といいこれの代表がオリゴ糖です。オリゴ糖は小腸まで分解吸収されない糖類です。そのまま大腸に向かい、ビフィズス菌のエサになるため有用な糖類のひとつです。この詳細は腸内フローラ（↓㉓参照）で。

糖質の一番の長所は素早いエネルギー（解糖系↓③参照）に加えて、なんといっても甘さ、です。脳はこれで安心して幸せと感じるため、これを欲しがります。合成甘味料（↓㉖参照）に甘さはありますが、消化吸収されにくく血糖に影響しにくい、要するに甘さのみの物質です。血糖に大きく影響しないので糖尿病の治療中の方が、甘さを感じたいときに限定的に使用するのはよいと思います。

しかし、血糖を下げるホルモン（↓㉟参照）であるインスリンは少なからず分泌されます。また長期的にみて合成甘味料が肥満の解決策にはならないことはほぼ定説になっています。

食物繊維は炭水化物から糖質すべてを取り除いた残り

食品中の炭水化物は、様々な消化酵素で分解され尽くして小腸に運ばれ、そこでほとんどの栄養素とエネルギーに関与するグルコースなどは吸収されてしまいます。ヒトの消化酵素では消化されず、もはや分解もできない成分が残されるのです。これが食物繊維ということです。以前は、食物繊維は栄養もないので軽んじられていました。

しかし現在は糖質以上に重要で異なる作用のあることが判明してきました。特に腸内細菌に対する影響は大きく、腸内環境を整えるうえで食物繊維は欠かせない物質です。

食物繊維は腸内フローラと共同作業で存在価値が増す

食物繊維には様々な種類があります。水溶性と不溶性の食物繊維があり、便のカサ増しや老廃物の排出、腸内細菌のエサ、グルコースの吸収を穏やかにするなどの効果で、便通を整えてくれます。

人工的な食物繊維もあります。難消化性デキストリンです。これは、イモ類やとうもろこしなどのデンプンから人工的に作られた水溶性食物繊維です。消化酵素に作用されずに大腸までたどり着くように設計されていますが、トクホ（↓㊴参照）で大活躍する化学物質です。

食品の終着駅である大腸で、食物繊維は大切な任務がありますが、この任務の詳細も腸内フローラの㉓で。

●食物繊維は消化酵素で消化されない食物中の難消化性成分
●食物繊維は炭水化物から糖質すべてを取り除いた残り
●食物繊維は腸内フローラと共同作業で存在価値が増す

㉑おからパウダー

おからパウダーのおよそ半分は食物繊維

豆腐や豆乳をつくるときに残った大豆の搾りかすである「おから」を乾燥させて粉末状に加工したものを、おからパウダーといいます。生のおからと違うのは圧倒的な保存性です。普通のおからと違って賞味期限が数カ月と日持ちする優れものです。

成分のおよそ半分（45％）は食物繊維です。食物繊維のうちセルロースという水に溶けないタイプの不溶性食物繊維なので、胃や腸で水分を吸収して膨らむことで便の量を増やします。セルロースは腸のぜん動運動を促進させる作用もあり、相乗効果で便通改善が期待できます。腸内細菌の好む水溶性食物繊維もわずかながら含まれることから、便秘解消に対する総合力は極めて高いのです。

次に多いおからの成分が大豆蛋白質（25％）です。そして安心してください、9種類の必須アミノ酸（↓⑫参照）はすべて含まれています。それから脂質（15％）、以下カリウム・カルシウム・鉄・銅・マグネシウム・ビオチン・ビタミンA・ビタミンB1・ビタミンB6・亜鉛・パントテン酸・ビタミンE・ビタミンK・葉酸・大豆イソフラボンなど、搾りかすとはいえ栄養価は高く天然サプリメントのようです。糖質は5％前後ですので、それほど気になる量ではありません。小さじ一杯でも構いませんので、なるべく毎食少しでも摂取するように心がけたいです。

おからパウダーは筋肉減少予防のソイプロテインも豊富

例えば大さじ3杯（約15グラム）のおからパウダーを食すとします。その中には約7グラムの食物繊維と大豆蛋白質約4グラム、あとグルコースはわずか約1グラムです。

前述したように不溶性食物繊維が多いので腸活（腸内細菌を育てて便秘解消し腸内環境を整えること↓㉕参照）を考えると、海藻やイモ類、果物、ごぼう・にんじん・ほうれん草・オクラ・キャベツやモロヘイヤなどの生野菜、大麦などの水溶性食物繊維と合わせて摂取すると、食物繊維のすべてが摂取できるのでほぼ完璧です。

畑のお肉ともいわれる大豆蛋白質（ソイプロテイン）は、筋肉の増強・保持に欠かせないＢＣＡＡ（分岐鎖アミノ酸↓⑫参照）が多く含まれるので筋トレ前後で摂取することで、筋肉の補修（超回復という）に効果的です。筋トレしないような方だったり、寝たきりの方や高齢者であっても筋萎縮を予防するという報告があります。また、動物由来蛋白質より消化吸収が穏やかで腎臓への負担が軽いといわれています。米国食品医薬品局（ＦＤＡ）では、血圧を低下して心疾患リスクを下げるという健康強調表示（↓㊴参照）が承認（１９９９年）されています。

美肌効果や薄毛対策に効果のある大豆イソフラボンを含み、脂肪燃焼効果を持つといわれるアディポネクチンというホルモン（↓㉟参照）の分泌が増すことも期待できます。

食前摂取で血糖スパイクも予防できる

私は食事の前にＭＣＴオイルとともにひと息に飲み干しています。なぜ食事の前かというと、おからパウダーのような食物繊維を食前に摂取することで消化吸収がのんびり穏やかになるために、危険な血糖スパイクを予防できるからです。

食べ物や飲み物は小腸で消化吸収された後、大腸にたどり着きます。そこで水分やミネラル（特にナトリウムやカリウム）などが吸収され尽くすと、とうとう消化されずに残った食物繊維（正確には炭水化物の残りかすのことで難消化性）などが便となり排泄されます。

ここで、腸内細菌（↓㉓参照）の出番です。

腸内細菌の研究は遺伝子ゲノム（↓㊺参照）の研究から近年飛躍的に進み、大腸がんや潰瘍性大腸炎などの大腸の病気以外にも、生活習慣病の原因や免疫システムの要であることも判明してきました。腸内細菌をしっかり育てて腸内フローラ（↓㉓参照）を整備することは健康維持のためには想像以上に大切です。

その意味でも加工食品いわゆるＵＰＦ（↓㉙㉚参照）が多くて普段なかなか野菜や食物繊維が不足しがちだ、という方にピッタリです。

しかも、こんなに手軽に筋肉減少予防効果のある大豆蛋白の摂取もできる安価な食品を見逃す手はないかと思います。

最後に念のため、大豆アレルギーの方は残念ですが摂取はできません。

それから、多くのおからパウダー製品があるので、一応チェックポイントを確認しておきます。

●国産大豆１００％であること

●遺伝子組み換え大豆でないこと

●添加物フリーであること

●パウダー粒子の粗《あら》さはお好みや摂取の仕方に応じて決めます

健康食品にはアレもコレも、いろいろあるけど、おからパウダー、結局のところ絶対オススメです。

ただし、良いからといって、これだけを大量に摂取しすぎないようにしてください。不溶性なので、かえって便通異常の原因になったりします。

●おからパウダーのおよそ半分は食物繊維

●おからパウダーは筋肉減少予防のソイプロテインも豊富

●食前摂取で血糖スパイクも予防できる

㉒食べたら出す習慣

歯・舌・ノドのケアと筋力強化も怠らない

食べたものを口に入れた、その後のことを、一緒に少し考えてみましょう。まず口に入れたら噛む、これは咀嚼《そしゃく》といいます。次に、飲み込む作業は、嚥下《えんげ》といいます。

歯の健康は大切なので、食後の歯磨きは必ずおこないます。オリジナルの口腔ケアを簡単にご紹介します。

デンタルフロス、歯間ブラシ、歯ブラシを準備。まず、歯の隙間に合うデンタルフロスで全歯間をコシコシ。次に歯ブラシを使用しますが、歯ブラシは形や硬さの違うものを3本使用します。なぜなら磨き方はあまり変えられないので、歯ブラシの形状を変えて同じ磨き方でも違う部分が磨かれるようにします（歯ブラシも流行りの多様性）。

歯磨き粉は米粒くらいしか使用せず、圧力も弱めにしてコシコシ磨きます。その途中で気になるところを歯間ブラシで軽くコシコシします（自分は2種類の太さを使用していま す）。最後はコンクール（歯の消毒液です、市販されています）でうがいして終了。トー タル約5分。磨くときのコシコシは、ゴシゴシではなく、あくまで軽～い感じのコシコシ です。

飲み込む作業の嚥下は、嚥下反射といって実はとても複雑な作業なのですが、何ら障害がなければいとも簡単に飲み込めます。

しかし年齢とともに関係する筋肉や神経の衰えから、むせる（誤嚥《ごえん》反射）ようになって、さらにひどくなると誤嚥反射も衰えてむせることもできなくなります。高齢者が肺炎で死亡するケースが圧倒的に多いのは、このためです。

むせることもなく知らずに誤嚥して肺炎になるからです。嚥下や誤嚥の反射が知らずに低下する理由の一つにラクナ梗塞（とっても小さな自覚症状のない脳梗塞）があります。これも隠された生活習慣病のひとつです。

ノドを含めた嚥下の力や動きは加齢とともに衰えてきますので、鍛えておくべき部分のひとつです。寝ながらでもできる鍛え方をご紹介します。

舌を左上の奥歯の前にもっていって、そこから舌を前歯へ滑らせて右上の奥歯の前へ、舌はそのまま右上の奥歯の後ろにもっていき、今度はそのまま前歯の後ろを経由して振り出しの左上の奥歯の前へ。つまり舌でぐるっと一周。同じように、下の歯の周囲もぐるっと一周。反対周りもやります。できるだけ大きくぐるっとやります。

唾液が出たら、積極的にゴクリと飲み込みます。舌と舌の付け根（舌根という）の運動、歯の清掃を兼ねた歯茎のマッサージ、嚥下機能の強化、一石三鳥。これはいつでもどこでも、夜中に起きてしまったときでさえもできます。

排便習慣の基本は食物繊維

食道を通過した食物は、胃におさまってから、その先の十二指腸、そして約6メートルもある小腸（空腸と回腸）を通過していきます。小腸の長旅が終わると、約1・5メートルの大腸（盲腸、結腸、直腸）を経て、いよいよ肛門から、サヨナラとなります。

食道から胃を通過するまでは約4～5時間で、その後の小腸と大腸でじっくり約18～20時間トータル約24時間。約1日を旅する間、食物は消化されて栄養素や水分が吸収され、残りが、便となり排泄される、とこういう流れになります。

消化には、噛むなどの物理的に細かく砕く以外に、さらに細かくして吸収できる形に分解するという過程が必要です。ここで5種類の消化液（唾液、胃液、胆汁、膵液、腸液）と腸内細菌による生物学的消化が大きな働きをします。

消化液で分解された五大栄養素（炭水化物、脂肪、蛋白質、ビタミン、ミネラル）などのほとんどは小腸で吸収されます。エネルギー（ＡＴＰ↓②参照）や骨・筋肉・カラダの成分になるなど、それぞれがカラダの隅々へ旅立つことになります。栄養としてひとり立ちした後、残された食べ物の搾りかす（食物繊維など）はその後、大腸へと向かいます。

ちなみに食物繊維（→⑳参照）というのは炭水化物の一種です。消化酵素などで消化吸収しきれずに残されてやむなく大腸へ移動します。これを難消化性といいます。そこで腸内フローラ（→㉓参照）と出合うことになり、異なる役割を担うことになります。

食物繊維という材料を食べなければ良質の便を製造することはできません。高度に精製されたＵＰＦすなわち超加工食品（→㉙㉚参照）は余分な食物繊維が極端に排除されているため、そういった意味でも便秘しやすい食品の代表格ですから、摂取しすぎるべきではありません。

さて小腸などで吸収・分解されてひとり立ちした栄養たちは、一同に門脈という約１㎝もある極太血管に集められて、肝臓へ向かいます。肝臓へは毎分約１Ｌもの血液が流れ込んでいて昼夜問わず大忙しです。

便意は貴重なワンチャンス

一般的には、朝食を食べたら、胃結腸反射という生理現象が起こり、大腸で待機していた便が肛門の直前にある最終地点の直腸まで降りてきます。そこではじめて直腸反射という別の生理現象が起こって便意をもよおします。そして排便となります。

ここでトイレを我慢してしまうと、やがてその反射は弱くなっていき、便秘の常習犯となってしまいます。便秘の原因は、食物繊維の絶対的な不足によるまとまった便の不足と、この便意の我慢もあるのです。

●歯・舌・ノドのケアと筋力強化も怠らない
●排便習慣の基本は食物繊維
●便意は貴重なワンチャンス

㉓腸内フローラ

腸内フローラが健康に最重要な短鎖脂肪酸をつくる

ヒトの大腸には人種や個人に特有とされる腸内細菌が１０００種類１００兆個（細菌の重さだけでトータル約２kg近く！）存在するといわれています。謎の多かった分野でしたが、それらの腸内細菌をいちいち培養しなくても、細菌のもつ遺伝子であるＤＮＡ（↓㊺参照）を次世代シーケンサーで解析する技術（メタゲノム解析）によって、その研究が飛躍的に発展しました。

腸内細菌は大量に共生（腸内細菌が大腸でルームシェアしていること）して存在するため、腸内細菌叢《そう》とか腸内フローラ（お花畑という意味）とよばれています。キレイなお花畑を作るためには、水やりや雑草を取るなどの日々の手入れが必要ですし、花に合わせた肥料を与えなくては枯れてしまいます。腸内フローラも全く同じです。

残り物であるはずの食物繊維（↓⑳参照）は、その腸内フローラの大切な食料であり肥料でもあります。食物繊維はエネルギー源や栄養素としてはカラダにあまり寄与しませんが、腸内環境を整えるうえで欠かすことができません。

大腸では、ほぼ酸素がない環境なので、腸内細菌の反応はほとんどが解糖系（発酵）（↓③参照）です。腸内細菌が有用菌（善玉菌）であれば食物繊維から、短鎖脂肪酸をつくります。

短鎖脂肪酸というのは、脂質の仲間（↓⑪参照）で、構成する炭素が2つの酢酸、3つのプロピオン酸、4つの酪酸という物質の総称です。慢性便秘のように腸内環境が悪い場合は、有害菌（悪玉菌）が優勢のため短鎖脂肪酸はつくられにくくなります。

腸内は短鎖脂肪酸によって弱酸性に保たれます。その影響で腐敗菌の増殖を抑制して腸内環境を整えます。また、腸管の運動を促したり、大腸の活動に必要なATP合成（酪酸が担当する）もおこないます。酢酸とプロピオン酸は肝臓や筋肉においてATPの合成をおこないます。この他にも、カラダ全体の代謝や免疫などに関係する極めて重要な役割を短鎖脂肪酸が担っていることが判明してきました。腸内細菌によってつくられた短鎖脂肪酸が、血液の循環によって全身の各臓器に到達すると、臓器の細胞の外から刺激や情報を感知する蛋白質（細胞膜上受容体という）に取り込まれて特別な指令を伝えるのです。

例えば、食事を摂取して血糖値が上がると、短鎖脂肪酸は小腸のL細胞の細胞膜上受容体に結合します。するとGLP－1（glucagon-like peptide 1）というホルモン（→㉟参照）の分泌を促進します。GLP－1は膵臓でインスリン分泌促進（血糖低下）、グルカゴン分泌抑制（血糖上昇抑制）、食欲抑制（脳内の視床下部に作用）などの指令を伝えます。同様に短鎖脂肪酸が小腸のK細胞に作用すると、GIP（glucagon-dependent insulinotropic peptide）の分泌促進を働きかけて、インスリン分泌促進、食欲抑制、骨吸収抑制などの指令を伝えます。

短鎖脂肪酸が指令を出すGLP－1とGIPのホルモンを合わせてインクレチンホルモンといい、代謝機能の改善と糖尿病治療薬の最前線として活躍しています。

従来の糖尿病治療の中心であったインスリン（血糖値降下ホルモン）を投与することは長い目でみると決して良いことではないことが判明してきました。なぜならインスリン分泌の慢性的な活性化は、食欲増進ホルモン（グレリン）を分泌させて過食と肥満を促すからです。

さらに短鎖脂肪酸が糖尿病の方には少ないというデータもあります。生活習慣から糖尿病を改善するためには、食品の食物繊維（特に水溶性食物繊維）を増やすことで腸内フローラの育成を促し短鎖脂肪酸を増やしてインクレチンホルモンを活用して代謝を改善することは意義のある作戦のひとつです。

短鎖脂肪酸は、カラダがグルコースの少なくなったケトン体優位のエネルギー（ATP）代謝（ケトジェニックです↓⑱参照）になると、全身の脂質中心のエネルギー利用が促進されるように腸管内をコントロールします。またGPR41という細胞膜上受容体（腸管に存在）に短鎖脂肪酸による刺激が加わるとPYYという物質の産生が促進して、エネルギー代謝促進、食欲抑制などの作用を起こすことも確認されています。

短鎖脂肪酸は、腸管以外の各臓器細胞の外側にある細胞膜上受容体GPR43にも作用を及ぼします。GPR43は、脂肪組織・腸管上皮・膵臓・免疫系組織に存在していて、短鎖脂肪酸と親和性（著しく反応しやすいこと）があります。短鎖脂肪酸から刺激を受けたGPR43は、それら臓器に作用してそれぞれ特有な機能を発揮します。例えば脂肪組織では、過剰なエネルギー蓄積を防いで肥満抑制に働くことがわかっています。

代謝機能の調整だけではなく、免疫システムにも短鎖脂肪酸は効果があります。カラダの免疫システムの70％は腸管にあるともいわれています。アレルギー反応の抑制、免疫系の活性化、と同様に免疫系の適正な制御で自己免疫の暴走抑制、腸管のバリア機能の強化や炎症抑制など。また短鎖脂肪酸は胎盤を通過するので、母体の腸内フローラが子供の疾患発症リスクを抑える可能性も検討されています。

このように腸内フローラが食物繊維からつくりだす短鎖脂肪酸は、健康なカラダをつくるための多機能な物質なのです。

有用菌：有害菌：日和見菌のバランスは、２：１：７が理想

腸内フローラは多種多様な菌のバランスが重要です。ヒト社会が多様性を重視するのと同様に、腸世界もダイバーシティです。

しかし、その組み合わせは生後３〜４歳くらいまでに早々に決まるといいます。遺伝の要素もありますが、育った環境の影響も大きいと言われています。さらに生活様式が都会的（ストレス・超加工食品・運動不足・睡眠不足）だと大切な多様性が失われる傾向があることも指摘されています。

菌の種類によってカラダに良い影響を与えてくれるのが有用菌（善玉菌）と呼ばれ、悪いのが有害菌（悪玉菌）で、そのどちらでもない菌は日和見菌と呼ばれています。

有用菌：有害菌：日和見菌のバランスは、２：１：７が理想とされます。

日和見圏は善か悪か、その多数派に合わせてちゃっかり仕事をこなします。つまり、悪が多いと有害菌へ、善が多ければ有用菌の働きをするようになるのです。このバランスは、食べ物・年齢・ストレスなどで日々変化します。

発酵食品と食物繊維で有用菌を育てるのがシンバイオティクス

プロバイオティクスというのは「適正な量を摂取したときに有用な効果をもたらす生きた微生物」のことで、その代表選手は発酵食品。

乳酸菌・ビフィズス菌・麹菌・酵母・納豆菌を含む食品、漬物、納豆、味噌、キムチなどです。発酵食品に含まれるこれらプロバイオティクスが、一緒に食べる食品に含まれる栄養素を分解して、酸味・うま味などと共に新しい栄養成分を加えてくれるのです。毎日、積極的なプロバイオティクスの摂取を心がけたいです。

発酵を促す微生物（プロバイオティクス）が増えている環境だと、他の腐敗菌のような有害菌は繁殖しにくくなります。微生物界には、そういう掟があります。ヒトの世界でいうところの「長いものには巻かれろ」です。

加えて乳酸菌が増えて弱酸性の環境ですとますます有害菌は育ちにくくなります。

このように「有用菌が増えやすく腸内フローラのバランスを整えて働きやすい環境をつくる役目をする食品や食品成分のこと」をプレバイオティクスといいます。

そのような体内発酵を促すプレバイオティクスの代表格といえば食物繊維（→⑳参照）です、しかも発酵性の食物繊維です。プレバイオティクスは種類によって発酵する場所や時間が違うし、腸内細菌への作用の仕方が異なるので食物繊維全般を偏らずに摂取していきたいです。水への溶けやすさ（水溶性と不溶性）、水溶性でも低分子か高分子か、さらに動物性や植物性などの多くの種類があります。

不溶性食物繊維でもレジスタントスターチ（難消化性デンプン）は大腸の後半で発酵します。水溶性食物繊維には海藻、イモ、果物、野菜全般、大豆、きのこ、オリゴ糖、玄米、野菜、海藻、豆類などがあります。食材を満遍なく豊富に摂取し、1日必要量（約20グラム）を確保したいです。

例のおからパウダー（↓㉑参照）は不溶性食物繊維が多いけれど水溶性食物繊維も含まれているので、なんだかんだでやっぱりオススメです。

排泄しやすい便をつくり、毎日定刻に定期的に排便する（食べたものが大腸に至る時間はほぼ24時間↓㉒参照）、そういう習慣がなければ腸内環境は整いません。

便秘によって、便は発酵ではなく腐敗となり腸内フローラは変化して目に見えない毒を蓄えていることと等しくなるからです。

排便習慣が不規則な慢性便秘というのは、生ゴミだらけのゴミ屋敷と同じです。有害菌は便秘、下痢、肌荒れ、アレルギーさらには大腸ガンの温床にもなり得ます。

ちなみに精製された超加工食品（↓㉙㉚参照）に食物繊維はほとんどありませんので、腸内フローラは育ちにくいです。つまりＵＰＦは有害菌のエサです。

カラダの外と通じている臓器は、皮膚、肺、消化管の３カ所です。皮膚は直接触れられます。肺は見えないものを吸って吐き出します。

大腸やそれを含む消化管全般はカラダの中にありますが、カラダの外です。どういうことかというと、消化管は口から肛門まで一本の管でその管の中が外界と直接触れているからです。要するにカラダの組織のほとんどは当然外とつながっていないので、カラダの臓器内部の変化は最小限です。

このような恒常性の維持（ホメオスタシス→㉟参照）は、外的な環境因子などの要因から生理機能を一定に調整する大切な機能です。

しかし、外界の要素が大きい消化管は、食べ物や飲み物の良し悪しに左右されやすいのです。「カラダの内にある外」であるから、余計に外的要因であるところの食べ物や飲み物が大切である所以《ゆえん》です。

このことからも大腸にある腸内細菌の種類が違えば、そこでの代謝産物も異なるため、同じものを食べていたとしても、その後の結果に対する個人差が大きいのも頷《うなず》ける気がしませんか。また、腸上皮細胞の寿命は3～4日と短いので、油断していると腸内環境はすぐ悪化します。

外界からの物質や微生物の簡単な侵入を防ぐため、腸の粘膜は腸上皮細胞が隙間なく並んでいます。これをタイトジャンクションといいます。

脳を守っているBBB（血液脳関門 blood-brain barrier 通称BBB→⑱参照）と同じです。このような防御機能があるって、改めてヒトはやっぱりスゴイです。

しかし脳と違って「カラダの内にある外」なので、外界の刺激やストレスの多い腸は常に危険にさらされっぱなしです。

防御しているタイトジャンクションが何らかの要因で攻撃されて、腸上皮細胞のバリア機能が破綻すると、本来なら侵入できないはずの消化しきれなかった食材とか物質や微生物などが通過して血管内に入り込んで、カラダじゅうに様々な反応を引き起こすことがあります。

消化器症状（下痢・便秘・吐気）や感染症だけでなくアレルギー・免疫異常のような疾患、さらに何となく調子が悪い程度など、全身に多彩な症状が出る可能性があります。

これを腸（Gut）が漏れる（Leak）と書いて、リーキーガット症候群（Leaky Gut syndrome）といいます。この腸バリアの破綻は内視鏡でも見ることはできず現時点では診断がかなり難しいです。

リーキーガット症候群の原因は、薬品・ストレス・アルコール・食品添加物（↓㉜参照）・乳製品（カゼイン）・甘いもの（グルコースなど糖質）や小麦（グルテン）などです。いずれも食品や生活習慣に直結しているものばかりです。

発酵食品と食物繊維をしっかり摂取すること、つまりプロバイオティクスとプレバイオティクス両者の機能を効果的に働かせることを目標にする考え方は新たにシンバイオティクスとよばれて、特別な食品の開発も進行中です。

オススメのシンバイオティクスは、なんといっても自家製ぬか漬けとおからパウダー（↓㉑参照）です。ぬか漬けは最近、袋で市販されています。

発酵は酸素が不要ですが、菌類を育てるのに酸素が必要ですので、時々かき混ぜる手間がかかります。面倒だと思われていますが、冷蔵庫のような低温だと発酵は遅くなるので、数日サボっても大丈夫です。手には個人特有の乳酸菌が存在するといわれているので素手でかき混ぜることで独自のぬか漬けが完成するらしいです。

また、ぬか漬け中の表面に酸膜酵母菌、真ん中に乳酸菌、底に酪酸菌が育つので満遍なく育てるためにも、かき混ぜる必要があります。ぬか漬けには20から30くらいの有用菌があり最高の和食です。モチロン自分もせっせと育てております。

●腸内フローラが健康に最重要な短鎖脂肪酸をつくる
●有用菌：有害菌：日和見菌のバランスは、2：1：7が理想
●発酵食品と食物繊維で有用菌を育てるのがシンバイオティクス

㉔体重測定

毎朝の体重計はウソをつかない

熱っぽい、寒気がする、倦怠感があるときに、体温を測ると38度。体温の変化は、1度の違いでも体調の変化でわかりやすいのですが、体重1kgの変化はわかりにくいです。だからこそ、体重は毎朝測ります。しかも起きてすぐに。理由は前日の食事の条件にかかわらず、一番影響のない時間帯であるからと、そこで昨日の食生活の反省がスタートできるからです。

増えている理由があり、減っている理由も必ずあります。次第に、朝のお腹の出具合で体重が増えてるなというときがわかるようになります。

同じことを続ける意味は深いです。年に一度の健康診断より毎日の体重測定のほうが、病気の早期発見と生活そのものの見直しには大切です。急速な体重変化があれば、必ず病院を受診すべきです。

昨日の生活が今日の体重

自分も毎朝体重計にのります。通常は、プラスマイナス1kg以内です。油物とかステーキだとかはあまり関係ないようです。もちろんカロリーは無視でATPの流れ（→⑥参照）を考えながら生活を組み立てる意識です。アルコールの習慣はほとんどないです。煙草は論外です。

しかし、遅い時間の夕飯やスナック菓子とかアイスにケーキ、ついつい食べ過ぎてしまう外食や美味しすぎた新米、インスタント食品や冷凍食品などのUPF（→㉙㉚参照）、パンやパスタ系などが増えるとテキメンに増えます。時々ケーキ（モンブランとアップルパイ、あとチェリーパイ派）やアイス（HD派、夏はGGくん常備）も大好物のひとつです。サクサクのバター香るクロワッサンも好きです。が、加減しないと……。

ところが、生活を見直せばすぐに体重はもとに戻ります。要は、体重計と相談しながら生活にメリハリをつけていけばいいのかなと思います。

食べない日があってもいいいと思う

朝の体重計の数字で今日の生活を訂正します。増えてるな、というときは食べないという選択肢もあります。オートファジー（↓⑯参照）は常に意識しますが、極端なことはしません。それでも納豆・キムチにモズクやメカブと卵で終わりという食事もあります。味付けのアレンジはいろいろしますが、それはいつか実践編のときにでも語れればよいかなと思います。

変えないことは、バターコーヒー（↓⑲参照）の朝食によるプチ断食（↓⑮参照）と食前のおからパウダー&ＭＣＴオイル（↓㉑参照）です。

ちなみに最も長生きするのは少し痩せ気味のＢＭＩ（18・5〜22・5）であり、低体重（ＢＭＩ　18・5未満）と高度肥満（ＢＭＩ　35以上）は死亡リスクも高いというエビデンスがあります。ＢＭＩというのは体格指数（Body Mass Index）であり、身長と体重から肥満度を計算します。適正なＢＭＩは20前後です。計算法は、体重（kg）×身長（m）×身長（m）です。

●毎朝の体重計はウソをつかない
●昨日の生活が今日の体重
●食べない日があってもいいいと思う

㉕飢餓

ヒトは飢餓回避の緊急システムを完備

食べないとどうなるかについて考えます。ただし酸素と水とビタミン・ミネラルは充分にあると仮定します。

普通、食べないと、ＡＴＰの合成がされなくなるため死んでしまいますが、多少食べなくても、実は大丈夫なんです。それは何故か。

食べることができないと空腹を感じますが、空腹を感じるのは脳です。脳はグルコース（もしくはケトン体↓⑰参照）が少なくなると生きていくエネルギーであるＡＴＰ（↓②参照）の合成ができなくなるから、とカラダが飢餓状態で生命の危険であること察します。

このような緊急事態（飢餓）を回避するために、ヒトには様々なシステムが備わっています。そのひとつ、副腎から、あるホルモン（カテコールアミン＝アドレナリンとノルアドレナリン）が分泌されて、大至急ＡＴＰ合成の原料であるグルコースを調達してくるように指令をだします。

もともとカラダにあるATPは数分でなくなるので、まずはそのときのために備えてあるグリコーゲン（↓④参照）を使ってATPをつくりましょう。おもに肝臓（約100グラム）と筋肉（約300グラム）にグリコーゲンは蓄えてあります。

筋肉グリコーゲンは筋肉でしか使用できませんし酸素不要の解糖系（↓③参照）です。筋肉はもうひとつ独自のATP-CPシステム（↓⑧参照）がありますが瞬発系のシステムなので、すぐ枯渇するので空腹時はあまり関係ないです。個人差も大きいですが筋グリコーゲンは1時間程度でなくなります。そこで、別に脂肪細胞から調達された脂肪（正確には遊離脂肪酸↓⑪参照）を当面は利用してATP合成をおこなうことになります。

筋肉以外のATP合成には肝臓のグリコーゲンから原料となるグルコースを調達します。生きるという意味ではむしろこちらのほうが大切です。

調達されたグルコースは解糖系と呼吸（↓⑤参照）で筋肉以外に必要な他のATP合成をおこないます。これで12～18時間くらいは大丈夫です。

肝臓のグリコーゲンが少なくなったら、脂肪細胞に頼ります。これを脂肪動員といいます。

脂肪細胞は最も多くあるのでかなりの時間は大丈夫です。脂肪はこのままではATPをつくれないので、脂肪酸とグリセロールに分解します。

グリセロールは糖新生（↓④参照）でグルコースをつくりATP合成の原料へ。脂肪酸はアルブミンと結合して遊離脂肪酸となり全身に渡り各細胞のミトコンドリア（↓⑤参照）にてATP合成に使用されます。

そして一部の脂肪酸は肝臓でβ（ベータ）酸化されてケトン体となり、おもに脳のATP合成に利用されます。グルコースやグリコーゲンだけではおよそ1日程度でATPの合成能力は枯渇しますが、通常成人の脂肪組織としての蓄えは数カ月分といわれています。

日頃の脂肪細胞の蓄えはおもに炭水化物が原材料です。脂肪が脂肪細胞としてそのまま蓄えられて肥満になるのではない、このことは何度説明してもら理解してもらえないのは、カロリー計算不要（↓㉗㉘参照）と同じレベルの様な気がします。

そうして最後に筋肉の蛋白質をエネルギー源として使うこととなります。蛋白質のままではATPがつくれないので蛋白質の成分であるアミノ酸を準備します。糖原生アミノ酸（18種類のアミノ酸）とケト原生アミノ酸（ロイシンとリシン）を肝臓（一部腎臓）へ持ち込んでATP合成のためのグルコース・ケトン体・脂肪酸にチェンジしてもらいます。

これらのグルコース・ケトン体・脂肪酸は血液の大循環にのって、必要なそれぞれの細胞でATP合成のために使用されることとなります。

高齢者であっても蛋白質を積極的に摂取しなければサルコペニア（↓㊸参照）になるというのは本当なのか少し疑問です。食べ物を摂取できない疾患等の何らかの理由で栄養不良がひどければ話は別ですが、何よりも動かなくなり筋肉を動かす機会が少ない、そういった運動不足のほうが筋肉の萎縮の原因としては大きいです。

圧倒的な食料難であった戦時中の記録等で筋の萎縮が始まるのは脂肪減少の後であることは確認されています。

以上食べないときの、カラダの対応を、ざっくり駆け足でＡＴＰ合成のエネルギーシステムの流れからみてきました。

明らかな偏食やアルコール依存症でなければ、自然とカラダは対応しますので、少しくらい食べないとしてもあまり心配しないでください。1食や2食どうってことないです。健康的なカラダをつくるのなら、むしろ食べすぎないことの利点のほうが多いです。（↓⑮⑯⑰⑱参照）ただし水分補給だけは意識してこまめにお願いします。（↓⑭参照）

脂肪を蓄えられるカラダというのは実は進化の証しであった

飽食の現代になるまで、絶えず飢餓の危険にさらされてきた人は、余分なエネルギーを摂取できたときに、もったいないぞ、いざというときのためにキープすべし、蓄えておこう、そのような状況を乗り越えるため、脂肪としてエネルギー源を蓄える、こういった能力を築きあげました。つまり、脂肪を蓄えられるカラダに進化して生き延びるすべを獲得したはずだったのです。

ところが、食べ物も炭水化物も糖質も簡単に手に入るし、おまけに移動したり食べ物を探し回ったりすることも必要なくなったため、運動不足と相まって現代においては、この脂肪たっぷりなカラダは違う悩みを抱えることになりました。

　肥満です。

肥満もある意味栄養不良

　肥満こそ進化のパラドックスで、自らを病（糖尿病・脂肪肝・高血圧・脂質異常など）へと追い込んでいます。

　飢餓は栄養不良であることに違いありませんが、バランスの悪い偏った食事や化学物質で汚染されたＵＰＦ（↓㉙㉚参照）と運動不足による肥満も意味合いは少し異なりますが、明らかに栄養不良です。

　栄養を摂り過ぎた肥満症は日本ではＢＭＩ（体重kg÷身長m÷身長m）で25以上という基準があります。肥満症は、心臓病や高血圧が多くなり死亡リスクも高くなります。このことはしっかりとしたエビデンスもあります。

　健康に良い食品だと誰かが発信したから、今までの食事に加えて一品増やしてみる、そんなことを繰り返していけば間違いなく食べ過ぎることになります。食べないと栄養が不足する懸念は、現在の日本では通常心配無用です。

　地球上にはおよそ80億の人々がいて、そのうち10億人近くが肥満といわれています。しかし、同じくらいの数の人々が飢餓もしくは栄養不良であるともいわれています。ところが低栄養や飢餓状態の定義はこれまでありませんでした。存在しなかった低栄養の診断と栄養治療における世界標準がＧＬＩＭ基準（２０１８年 Global Leadership Initiative on Malnutrition）として最近になって作成されました。

世界で肥満が原因で生命を落とすヒトは約４００万人ですが、飢餓はそれをはるかに超えて１５００万人といわれています。そして、そのおよそ70％は子どもたちであるという統計もあります。

日本で暮らしていると、食べ過ぎが問題視されることが多いですが、世界に目を向けると飢餓のほうが間違いなく大きな問題なのです。

「地球上のすべてのヒトが食べられるだけの食糧が生産される豊かな世界では飢餓は過去のものになるべき」

２０２０年にノーベル平和賞も受賞した飢餓ゼロを使命として活動する世界最大の人道支援組織である国連世界食糧計画（国連ＷＦＰ World Food Programme）が目標とするところです。

食の分配は富の分配（経済発展）より先に考えなくてはいけない問題であると、改めて考えさせられます。

地球の気候危機で農作物も危機的なので、時間とコストのかかる地道な品種改良や代替肉開発よりも、遺伝子組み換えとセットの農薬・肥料のような企業的大規模農業に頼らざるをえない現状（↓㊽参照）では、食の危機もすぐそこまできているような気配がします。自給率の低い日本こそ真剣に取り組むべき問題です。

最後に驚異の情報をひとつ。

断食のギネス記録として認定（１９６５年）された方がいます。スコットランドのアンガス・バルビエーリ（Angus Barbieri）です。その記録、３８２日間です。

医師の指導のもと1年以上の間、水・茶・炭酸水・ビタミン・ミネラル・コーヒーだけで生存したということです。体重が２０７kgから82kg（実は目標体重であった）と１２５kg減らした時点で終了。過酷な減量生活のようですが、こんなことを達成したヒトがいるんです。酸素と水とビタミン・ミネラルさえあれば、あとは脂肪を中心としたＡＴＰ合成のシステムがうまく作動できればなんとかなるという実証でもあります。

- ●ヒトは飢餓回避の緊急システムを完備
- ●脂肪を蓄えられるカラダというのは実は進化の証しであった
- ●肥満もある意味栄養不良

第四章　カロリー計算の終焉

㉖カロリーゼロの闇

甘さの由来を知る

一般的には糖度の高さを競う野菜や果物がもてはやされます。甘いもののほうが売れるからでしょうか。品種改良のポイントもそこが重要のようです。

そんな中、逆にダイエットしたいヒトに向けて、最近はカロリー控えめ、カロリーオフ、カロリーゼロが目を引きます。甘いものから手のひら返して甘くないダイエット食品としてカロリーオフを全面的に打ち出す宣伝方法は、モノを売りたい側の論理で単純すぎます。

それにしても、いつからヒトにとって甘さは善から悪に変わってしまったのでしょうか。甘さの由来の基本は糖類（↓⑩⑳参照）ですが、最近の甘さの正体はどうやら糖類以外のものがあるようなので、よく確認したほうがよさそうです。

合成甘味料には多数の名称がある

甘いものを求める気持ちは甘味料の開発を進めました。大きく分けると糖質系甘味料と非糖質系甘味料に分類されます。

糖質系甘味料

糖質系甘味料の基本はサトウキビやテンサイを精製してつくられる普通の砂糖（スクロースまたはショ糖＝ブドウ糖＋果糖）です。ブドウ糖（グルコース）はATPの原料にもなる大切な物質であり、甘味料というよりエネルギー代謝の要ともいえます。しかし、これまで何度も述べてきたように劇的に血糖値を上げる物質なので注意します（↓⑩参照）。

甘味料の主な原料は、植物の光合成でできた炭水化物（イモ類やトウモロコシなど）であるデンプンです。イモ類・トウモロコシなどを酵素などで分解し用途に合うように加工することで、ブドウ糖（グルコース）・果糖（フルクトース）・水飴・麦芽糖・トレハロースや異性化糖をつくります。

なかでも血糖値を上げない**果糖（フルクトース）**は、甘さはショ糖の1・5倍（甘味度1がショ糖）ほどですが、解糖系で使用できないのでATPとは関係なく、小腸からそのまま直接肝臓へ直行して代謝（グリセリドとグリコーゲン）されます。

フルクトースの代謝産物（グリセリドとグリコーゲン）は肝臓と脂肪細胞に蓄積されて脂肪肝や内臓脂肪蓄積の原因としては悪名高い糖質です。

フルクトースは果物に普通に含まれておりますが、フレッシュな果物には大切なビタミン・ミネラルそして食物繊維があるのでＯＫです。問題なのは、加工されたフルクトースです。

つまり、食物繊維を除いてしまった果物ジュースやあえて甘さを加えたドライフルーツには注意すべきです。果物を控えても、フルクトースは、その甘さゆえに甘いタレやお菓子・ジュースなどの加工品に普通に添加されています。

フルクトースが食品に使用されている場合、食品表示は果糖、ブドウ糖、液糖などというので、この表示がある場合は少し注意しておくべきです。さらにＡＧＥｓの原因（↓㊲参照）でもあるフルクトースは、カロリーゼロの闇将軍のひとりです。

異性化糖は、デンプンを液化酵素・糖化酵素・異性化酵素でブドウ糖の一部を果糖に変換（異性化）してつくられます（↓㉚参照）。

デンプン以外の天然モノからつくられる甘味料は**乳糖**や**オリゴ糖**です。他の糖質系甘味料には、**糖アルコール**（キシリトール・ソルビトール・エリスリトール・還元パラチノースなど）があります。各種の糖に水素を添加（還元反応）してつくります。

素材は天然モノですが、化学処理でつくられますので、人工甘味料（合成甘味料と区別して）とよばれることもあります。

非糖質系甘味料には、天然モノの**ステビア**と漢方薬にも使われる**甘草**（グリチルリチン、過剰摂取で高血圧）、そして完全なる化学物質である合成甘味料があります。

カロリーゼロの現場で主役はやはり**合成甘味料**です。現在使用が許可されているのは、アスパルテーム・アセスルファムＫ・スクラロース・サッカリンＮａ・ネオテーム・アドバンテームの６種類です。

いずれも天然に存在しない化学物質ですし、多くは海外で製造されているので製造過程の不明なものも多いです。国内で使用可能な化学物質でも国によっては認可されておらず統一されていません。

食べるのは同じヒトなのに、どこがどう違うのか、化学物質（↓㉜参照）に関しては一体何が真実なのか明確な解答が得られないのは不思議です。

ＩＡＲＣ（↓㊹参照）は肝臓ガンへの関与が示唆されるとしてアスパルテームを発ガンレベル２Ｂに分類しています。アセスルファムＫは肝障害と腎障害、サッカリン・ネオテームも発ガン性（↓㊹参照）が危惧されています。

危険性については、発ガン性以外にも、甘さへの依存と習慣性・腸内フローラ（↓㉓参照）の悪化・うつ症状・肝障害・腎機能障害・アレルギー発症・不妊・耐糖能異常（糖に対する異常反応）など多数あります。

揚げ物はカロリーゼロと言うギャグ（サンドウィッチマンの伊達による）は笑えますが、カロリーゼロの甘味料が様々なカラダへの影響を引き起こす可能性のエビデンスは今後もますます増えていく可能性があります。

砂糖ではなく合成甘味料だから健康的というわけではない

いずれにしても人工的に甘さを脳で感じたとしても、グルコースやケトン体でない場合には、脳に本当のエネルギーが供給されているわけではないことが合成甘味料の最大の欠点です。

脳が甘さだけでなんらエネルギーを得ていないと判明したとき、脳は密かなパニックを起こしてしまい、さらなる甘さへの要求が湧き出てしまいます。甘さの追求はすなわち糖質依存に他ならず、これは薬物やギャンブル依存の類に匹敵します。

2023年WHOから合成甘味料に対して次のような提言がありました。

「合成甘味料は、長期間の使用で体重増加・糖尿病・脳血管障害・心筋梗塞・早産・アレルギーに関与する可能性がある。減量や生活習慣病予防の目的でこれを使用すべきではない。」

いまさらという感じですが、これが正確です。日本でも今後の甘味料に対する規制や対策の糧にして、事件の前に対策を立てる予防原則の考え方をもっと進めるべきです。

●甘さの由来を知る

●合成甘味料には多数の名称がある
●砂糖ではなく合成甘味料だから健康的というわけではない

㉗カロリーでヒトが生きているわけではない

ヒトの活動エネルギーはカロリーで測ることはできない

食べ物や飲み物、お菓子やレトルト食品、それにファミレスのメニューにも、見渡す限りカロリー表示があります。情報番組でも「こんなに豪華でカロリーこれだけ」なるほど、カロリーは少ないほど魅力的らしい。

ヒトの活動エネルギーであるATP（↓②参照）はカラダの中では数十グラム（約3分間分）しか存在できません。そのため1日に自分の体重と同じくらいかそれ以上の量のATPを合成し続ける必要があるといわれています。

そこでATPのために必要な1日のエネルギー量をカロリーの計算に合わせて考えてみます。

例えば体重60kgのヒトであれば、1日に約60kgのATPの合成が必要となります。ATP1モル（1モルは6・02×10の23乗の粒子の集団のこと）の分子量は約507グラムで30・5kJのエネルギーを生み出します。

したがってヒトが1日に必要なATPは60000グラム÷507グラム＝118となり、およそ120モルで、単純に計算すると（120×30・5）3660kJが1日に必要なエネルギーだということになります。

カロリーである熱量にこれを換算してみますと、1kJのエネルギーは0・239㎉の熱量であるので874㎉です。

何となく変ですね。成人男性の1日に必要なカロリーは2500㎉といわれますが、ヒトに必要なエネルギーはあくまでもATPです。その根拠となる熱量計算とは異なるエネルギーの形態です。生きるうえでカロリー計算の意義はどこにあるのか不明です。あくまで活動のエネルギーはATPなのですからカロリーと合わないのはむしろ不思議ではありません。

電気的、機械的、熱的エネルギーはすべてジュール（1ニュートンの力が1メートルの移動の間働いた仕事）という単位で測定されます。一方、カロリーは熱の移動や生成によるエネルギーの変化のことで熱エネルギーというエネルギーの一種です。1気圧のもとで1kgの水の温度を1℃上げるエネルギーの熱量は1㎉です。200年前にニコラ・クレマン（フランス）が提唱しました。

1gあたりの熱量が蛋白質は4㎈、脂質9㎈、炭水化物4㎈の熱量なので食品に含まれる成分で単純に計算しますが、これはあくまでも熱量の計算です。そして脂質が最も熱量が高いので高カロリーとして悪役扱いされることが多いのは少し問題があります。エネルギー保存の法則よりエネルギーは様々な形態で考える必要があって、その形態に応じた単位が考えられているのです。

大切なのは食品の消化・吸収などカラダの中での代謝の流れ

それより大切なのは、食べたり飲んだりしたものが消化吸収されたその後の流れであることは、この本の中で述べてきたとおりです。

カロリーの単位は食品の世界で残され、現在でも使用され続けています。海外での食品エネルギーの単位は国際規格としてジュールを使用している国もあります。ヒトの活動はエネルギーを含めた代謝の概念が必要であって、熱量だけで簡単に片付けられません。

現在汎用《はんよう》されているカロリー計算だけでダイエットや生活習慣病（糖尿病・高血圧・脂質異常症など）をコントロールすることは難しいのです。というより、ほぼ不可能です。カロリー厳守の指導だけで糖尿病が治り、薬を止めることができないから、このように爆発的な糖尿病の患者さんが存在するわけです。

さらにカロリー以外の食の異変（UPF→㉙㉚参照、糖質依存など）が、日本におけるガン患者の死亡数の首位独走という結論を招いている気がしてならないのです。

生活習慣のコントロールはATPの流れを基準に考える

健康的な生活を考えるとき、食のコントロールの鍵となるのはATPの流れ（↓⑥参照）です。その流れを知れば知るほど、そして理解すればするほど、ATPをつくりだすミトコンドリア（↓⑤参照）の調子を整えるオートファジー（↓⑯参照）が重要な位置を占めることもわかってきます。

カロリーよりもATP中心の代謝全般の知識が、健康寿命のキーとなります。

- ヒトの活動エネルギーはカロリーで測ることはできない
- 大切なのは食品の消化・吸収などカラダの中での代謝の流れ
- 生活習慣のコントロールはATPの流れを基準に考える

㉘さよならカロリー計算

カロリーの損得勘定には意味がない

「摂取カロリーが基礎代謝を下回ると、カラダが飢餓状態に備えようとエネルギーの吸収率を上げて消費エネルギーを下げるため太りやすくなります。」

ある栄養学の分厚い書物の一文です。この文章には違和感を覚えます。

基礎代謝というのは、生きていることを維持するための必要最低限のエネルギーのこと、例えば動かないとしても、息をする、ものを考える、消化吸収する、尿や便をつくる、感染から守るための免疫活動、悪いものを肝臓で解毒する、そして心臓がカラダじゅうに血液を循環させるために鼓動を打ち続ける、などなど多忙ですね。

基礎代謝は寝ているときでさえ継続されており、年中無休のコンビニ以上です。就業規則は自分だから、使い方次第では罰則のないブラックカンパニーにもなりえます。基礎代謝のほとんどのコントロールは自分の意思とは無関係に自律神経系（交感神経と副交感神経）がおこないます。

自律神経は実行役ですが、その命令をする司令塔が視床下部・脳下垂体を中心とした様々なホルモンを分泌する臓器たち（甲状腺・副腎・膵臓・性腺など）です。

司令塔からの指示伝達を行うのがホルモン（↓㉟参照）ですが、多くは他のホルモンと連携して極めて微妙なバランスを保ち続けながらカラダの恒常性を維持します。そのへんのエネルギーも当然ＡＴＰ（↓②参照）が利用されています。

文章中の『摂取カロリー（エネルギーの意味か？）が基礎代謝を下回る』ということは、このギリギリ運営のカラダの維持管理が不可能となり破綻します。その状況で『エネルギー吸収率を上げて消費エネルギーを下げる』のは、すなわちカラダの運営方針を根本から変更するということです。

こういう状態はホルモンバランスの大幅な変更を意味しており、絶妙に保っていたカラダの恒常性が崩れます。すなわち何らかの病気を患うこととなりますが、この文章では『太りやすくなる』で締めています。

『飢餓状態に備える』ことは、『太りやすくなる』わけではなくオートファジー（↓⑯参照）も進み、むしろ生きながら得るための恒常性を維持するため、貯蔵されているエネルギー源（グリコーゲンや脂肪）を消費してケトジェニック（↓⑱参照）の方向にシフトされるということです。

ですから、『太りやすくなる』というより、むしろブラッシュアップされてカラダのシステムはより精悍《せいかん》に整うこととなります。

飢餓に備えるカラダのシステムを信じる

もう少し詳しくみていきます。摂取カロリーの減少を、食べないことと置き換えることに異論はないかと思います。

そうすると、まず貯蔵されているATPを使用していきます。これは数分でなくなるので、次はATPの再合成の作業に移ります。

最初は、解糖系（↓③参照）です。解糖系はほぼグルコース頼みなので、どこかにグルコースはないかと探したら、グリコーゲンがあるではないか、そうだ、糖新生（↓④参照）でグルコースをつくればなんとかできるだろう。ここでひとまず数時間はもちます。

数時間経つと、またATPが枯渇してきました。プラグインハイブリッドのカラダ（↓⑦参照）に残されたATP合成の手段は、呼吸（↓⑤参照）です。幸い酸素は充分にあるので呼吸でATP合成はバッチリです。原料であるグリコーゲンはもう使い果たしたので、次の貯蔵庫を探します。

ありました脂肪組織です。脂肪組織はもう大量にあるので安心です。脂肪組織からは脂肪酸（↓⑪参照）を大量にゲットできます。むしろ在庫過剰で日常の労働の妨げになっていた過剰な脂肪組織が撤去できるので大助かりです。

脂肪酸からはケトン体（↓⑰参照）を使ったシステムも使用できます。過酷な労働を強いられていたブラックカンパニーは、老舗の安定企業であるケトジェニック（↓⑱参照）に生まれ変わります。

カラダのエネルギーはATPの流れから考える

このようにカラダのシステムをATP中心で考えれば、冒頭の文章のような状況になれば太るよりむしろ痩せます。間違いなく痩せて過剰な脂肪が減少しケトジェニックにシフトするため良いことしかないです。

蛋白質・ビタミン・ミネラルは、もともと問題のない範囲の健康体であればプールされている量で少なくとも数日、欠乏症の病気になるほど足りなくなる可能性は低いです。最低限の水分量は必要であることは考慮すべきですが、太るとか太りやすくなることはありません。むしろ、これこそがまさしくプチ断食（↓⑮参照）です。かっこつけていうなら、ファスティング。グルコースを枯渇させて脂肪組織へATP合成をシフトしケトジェニックになることです。

カロリーという言葉は、どうして我々の脳に響き続けてしまうのでしょうか？　先駆的な科学者と懸命な医師や一部の学者の中には、カロリー計算の問題点を指摘し始めていますが、まだまだ少数派です。

話が逸れますが、これまで絶対の真理とされていた見方を転換させることを、コペルニクス的転回と言います。

彼は天文学者と思われていますが、カトリックの聖職者であり医師でもありました。熱心な天体観測から天動説では説明のつかない星があることに注目して、地動説の体系を構築していましたが、公表を控えていました。カトリック教会の教義が全盛で天動説はこのときまで完全な真理でしたし、カトリック教会に仕える身でもあったからです。噂を聞いた人々から地動説は人を惑わす説と批判されていました。

しかし晩年（１５４３年）意を決して『天体の回転について』を発表しましたが、直後に脳血管障害で亡くなりました。

やはり地動説は批判され続け、その後ガリレオが裁判で有罪（１６３３年）になりました。「それでも地球は動く」の言葉は、あまりにも有名です。コペルニクスから、ニュートンが説いた万有引力の法則（１６８７年）で地動説が決定づけられるまで１００年以上もかかりました。

天動説のようなカロリー計算による食事や生活習慣の指導は、もはや過去のものと葬り去るべきです。生活習慣の指導の方針は、本書で述べたようなＡＴＰのプラグインハイブリッド理論へと大転換されるのには、この先一体何年かかるのでしょうか。

●カロリーの損得勘定には意味がない

●飢餓に備えるカラダのシステムを信じる
●カラダのエネルギーはＡＴＰの流れから考える

第五章　添加物の闇

㉙ＵＰＦ（超加工食品UPF=Ultraprocessed Food）パート1

食べる機会が多いＵＰＦは避けられないから……

　食べたいものを食べたいときに食べること、それこそが自然である、とよくいわれます。カラダは正直だからそれに従うのがよろしい、と。はたして、それは本当に良いことなのでしょうか？

　手入れの行き届いた万全なカラダと快適なココロは、頼りになる優秀な整備士によって、洗練された最新技術で24時間３６５日モニター管理され、必要に応じて最高の部品を調達し、瞬時に修復してくれる極上の最高級車のようなものです。

　アップデートされた正しい知識と知恵で構築された計画的な生活習慣が最高の整備技術であり、それが健康の基礎となるわけです。

　最先端の整備技術をもってしても、そこに一流の部品を供給し続けなければいけないのは当然です。

耐久性に乏しく規格の合わない粗悪品では、うまく動かなかったり、故障や誤作動の原因となります。ここで大切になること。それは皆さん自身が自分のカラダの整備士である限り、食品や飲み物などを選択するときの基準はどうしているのかということです。カラダやココロに影響を与える食品の「真の姿」を選択する目があるかどうかです。

口から入れたものに限らず、見た・聞いた・触れた・感じた・経験した・どんな本を読んだなど、これらはすべて何らかの形で自分に影響を与えることになります。

悪いニュースとかつらい経験をストレスと感じるのは容易に判断できるので、できるだけ避けたいし、避けることも可能です。

最近では何とかハラスメントといわれていますが、自分の意思と周囲の協力で、意見したり対策をたてたり、とにかく何とかしようとします。

それでは食品はどうでしょう。生産者や生産地の顔や様子が見える食材なら全く問題ないでしょう。

外食産業は、ほぼ問題ないと信じたいですが、少し不安になります。食べ物の色に違和感があったり、臭いが不快なら食べなければいい。見た目やニオイで、食べられるものか捨てるものかを判断できた時代でしたら、それは可能でした。食品の選択は五感の違和感で自然とできました。

ところが現在では、見た目・ニオイは人工的に簡単に美味しそうにつくれるようになりました。さらに、素敵な宣伝文句やイメージキャラとかテレビの特番、著名人の紹介などの情報で、「真の姿」は隠されている可能性があります。

食べたものによって、本当にココロが満たされてカラダがハッピーとなっているのでしょうか。ココロもカラダも巧みに入念に創意工夫して作られた（？）味やコマーシャリズムの情報で騙されているのではないだろうか、と疑心暗鬼にとらわれます。

事実、後のマスコミ公表に驚く食品添加物の発ガン性とか、最近では小林製薬の紅麹、水道水のＰＦＡＳ問題など、これらはその一例です。信じていたのに、です。

そこで食品を購入する場合の苦肉の策として、手っ取り早くとりあえず賞味期限を探します。これが偽装されていないことを信じて。

それから、産地や添加物などの内容物の表示された事項を確認したりします。でも、その記載事項に対して正確な知識がないと何の意味もありません。

加工食品とは、自然の状態に変化を加えた食品のことです。調理、冷凍、乾燥がそれにあたります。素材に少しの手を加えた程度の食品ですから、あまり問題はなさそうです。ところが超加工食品（ＵＰＦ＝Ultraprocessed Food）は少し複雑です。ＵＰＦとは複数のプロセスで成分を取り除いたり加えたりした食品のことです。

例えば、菓子パン・カップ麺・清涼飲料水・スナック菓子・チキンナゲット・ソーセージ・冷凍食品・ビスケット・ケーキなどの事ですが、おやおや、気付いたらなんだかいつも食べているものばかりです。

米国糖尿病学会のＵＰＦの定義を借りて説明してみます。ＵＰＦとは「糖分・塩分・脂肪を多く含む加工済みの食品。硬化油・添加糖・香味料・乳化剤・保存料などの添加物を付与して、工業的過程によってつくられる、常温でも保存することができ、日持ちする食品」と硬く言えばこんな感じの食品です。

このＵＰＦの「真の姿」を知るには、食品表示ラベルと成分リストをよく読むことが必要になります。ところが、なかなかの専門用語やトリックが隠されているので正確に読み取るには多少の知識とテクニックが必要です。

徹底的にコスト計算された安価で出所不明な食材が、長期間の保存を可能にさせるための安定剤や保存料などに加えて、見た目を重視した発色剤や着色料と、味を調えるための化学調味料、甘くなければ美味しいと感じない味覚を満足させるための合成甘味料などなど、様々な食品添加物を盛り込んで完成されたのが、ＵＰＦの「真の姿」なのですから。果たしてＵＰＦは食品として健康に何ら問題がないのでしょうか。

ＵＰＦ依存症は健康リスクを損なう危険性がある

ＵＰＦの最大の特徴は、砂糖（グルコース）・塩分・油脂と食品添加物（→㉜参照）が多く食物繊維（→⑳参照）・ビタミン・ミネラル（→⑬参照）とプレバイオティクス（発酵食品）（→㉓参照）が少ないことです。

甘さ・しょっぱさなどの味付けが強調される多数の成分と、気持ちのよい考えられた食感や口当たりのよさが、クセになり、これに慣れ親しんでしまう。これは、水道水と美味しい水の違いがわからない世代が育ってしまう、いわゆる味覚障害となる要因のひとつです。

UPFのようなインパクトのある食品を美味しいとする好みの変化は、化学的な成分による作用である可能性も否定できないため、煙草・アルコールや薬物などへの依存症と同様、と考えられるようになりました。これを超加工食品（UPF）依存症といいます。まだあまり広く認知されている概念ではないので、今のところ他の依存症のような規制はありません。

しかし、これらのUPFが、肥満・心臓疾患・糖尿病・脂質異常・慢性腎臓病などを悪化させたり、情緒不安定・うつ・不安などの原因だとする研究は確実に増えています。UPF摂取量が10％上昇すると死亡リスクは14％高くなる（ガンと心臓病）という報告もあります。

安価で保存が効いて大量にストック可能な食品であるUPFのターゲット層こそが、必然的にUPF依存症に陥る可能性が高くなります。それは、一概にいえることではありませんが、所得の低めな家庭であることが想像されます。

また、一般的に煙草・飲酒・肥満・運動不足・家庭環境・低学歴・貧困・独居なども死亡リスク増大に関わる項目であるという報告もあります。仮にそうならば、UPFだけではなく、社会構造の歪みが健康被害の一因となるわけで、行政としてまた違った対策が必要となるかもしれません。

ベジタリアン・ビーガン・パレオ式など特別な食事法には議論の余地がある

食や健康への志向にはトレンドがあります。飢餓に苦しむ地域がある半面、食にあふれた社会には異なる悩みがあります。

糖質オフ、カロリー控えめ、パレオ式とかベジタリアンにビーガン。環境や宗教などで手に入る食べ物が変われば当然なことですが、マーガリン・ラクトアイスなどの化学合成物やＵＰＦ、また高度に精製され加工された炭水化物（砂糖、小麦粉、パスタ、パン、白米など）でさえ、便利だけど実は自然界に存在しない不自然な状態の食品です。

それでも、多忙な日常に、これらＵＰＦや非自然食品、化学物質は欠かせないものになってしまったのも事実です。手軽で便利、保存も効くし、何より時短で低価格、今でいうところのタイパとコスパが最高ですから。

そして、それが美味しいなら文句なしに第一選択とならざるをえないです。要は、アルコールと同様、しっかりとした知識で危険性を考慮したうえで活用していくことなのではないでしょうか。

ベジタリアンは菜食主義ですが、魚だけは食べるとか卵だけは食べるなど少しスタイルに幅があります。ビーガンという厳格な菜食主義（動物性食品は一切食べない）があります。

こちらは穀類・豆類・野菜・果物だけが食べられます。このような食事法に共通するのは、動物性なのか、植物性なのかという部分の区別であり、それが食事法の基本です。

しかし、工業的な植物ベースの肉・ミルクや乳製品の代替品であるUPFの消費量が多くなり、健康的とはいえないとする指摘もあります。

パレオ式食事法は農耕が始まる前の1万年前の旧石器時代の食事スタイルで健康になろう、という食事法です。

野菜・ナッツ・魚・牧草飼育の肉が主な食材で、可能な限り化学物質・加工品と穀物を避けることが原則です。

古くて新しいジャンルの食事法で、UPFを食べない、すなわち人為的に合成された化学物質で影響を受けた食品群を食べないというニュースタイルです。

そうすることで、つまり、化学物質と添加物・着色料・化学調味料・抗生物質・ホルモン剤・殺虫剤使用の遺伝子組み換え食品・糖・小麦粉・精製された炭水化物を避けていくことが可能となりえます。

ただしどちらかというと肉の比率が増えがちで、腸内フローラが整いにくいという指摘もあります。

さて、このようなUPF全盛の現代では、どんなポリシーで食品の選択をおこなうことが最もヘルシーなのでしょうか。次の章では、UPFの正体を少し探って結論に近づけるよう努力してみます。

●食べる機会が多いＵＰＦは避けられないから……
●ＵＰＦ依存症は健康リスクを損なう危険性がある
●ベジタリアン・ビーガン・パレオ式など特別な食事法にも議論の余地がある

㉚ＵＰＦ（超加工食品 UPF=Ultraprocessed Food）パート2

ＵＰＦ代表として菓子パンの「真の姿」をチェックする

安価で手軽なＵＰＦの代表格に菓子パンがあります。その菓子パンを、肥満のもとだの、食べると病気になるだの、悪くいうヒトがいます。一体どこが問題なんでしょう。

次にあげるのは数種類の菓子パンの原材料表示です。複数の組み合わせなので正しい表記順ではありませんが、よく使われている成分ばかりです。ＵＰＦの「真の姿」を一緒にチェックしてみましょう。それではスタート。

名称　菓子パン

原材料名　小麦粉（国内製造）、卵フィリング（卵、ドレッシング、その他）（国内製造）、マーガリン、ファットスプレッド、ショートニング、砂糖混合異性化液糖、脱脂粉乳、パン酵母、食塩、植物油脂、発酵風味料、植物性たん白／増粘剤（加工デンプン、増粘多糖類、安定剤）、酢酸Ｎａ、グリシン、乳化剤、調味料（アミノ酸）、ｐＨ調整剤、香料、イーストフード、酸化防止剤（ビタミンＥ）、ビタミンＣ、カロチノイド色素、膨張剤、保存料、甘味料、（一部に乳成分・卵・小麦・大豆を含む）

1．小麦粉（国内製造）

原材料が生鮮食品なら「国産」と表示されますが、加工品の場合は加工食品が国内でつくられたことだけを意味します。つまりその加工食品に使われた生鮮食品の産地が国産という意味ではなくて、原料原産地は外国でも加工が日本なら「国内製造」です。

菓子パンのほとんどの小麦粉はアメリカ産・カナダ産です。蛇足ですが、小麦改良剤の臭素酸Ｋは原料の時点で使用されて、その後製品には反映されないとしてキャリーオーバー（→㊲参照）のため表示されません。ヤマザキは臭素酸Ｋの使用をホームページで公言していますが、この物質は発ガン性のためＥＵでは使用禁止です。

2. 卵フィリング（卵、ドレッシング、その他）（国内製造）

全卵だけならまだ良さそうですが、卵白液と卵黄液を分離し流し込んで加熱凝固させてつくるソーセージのような卵黄卵白別々に固められた業務用の卵製品（ロングエッグ）も使用されていることがあります。

どこを切っても金太郎飴のように黄身と白身のバランスがきれいな卵スライスがつくれます。卵の加工品なので日持ちがするように、加工デンプン・植物油脂・増粘剤や調味料などが加わります。

この卵フィリング、実は発祥は北欧で、現地では歴史ある加工品だそうです。

3. マーガリン

主成分は植物性脂肪（コーン油・菜種油・紅花油・パーム油・綿実油など）で、そこに発酵乳・食塩・ビタミン類などを加えて乳化し、そこにさらに香料・着色料・酸化防止剤などが添加されます。

油脂含有率が80％以上でマーガリンとなります。生産の過程で加えられる水素の影響で生成されるトランス脂肪酸（動脈硬化に影響、海外では規制あり）を含むので摂取過剰に注意が必要です。

原料の植物油脂の品質（遺伝子組み換えでない・圧搾法であるほうがよい）にも注意しておきたいですが、通常そこまで解明することは難しいです。水素不使用の表示（部分水素添加油脂不使用）や遺伝子組み換え原料不使用の表示があるマーガリンなら比較的安心。

4．ファットスプレッド

マーガリン類ですが水分が多めで油脂含有率が80％未満のもの。やはり植物性食用油（コーン油・大豆油・紅花油など）を原料として乳化剤、ビタミン、乳成分などを添加して練り合わせてつくられます。乳脂肪分は40％以下で油脂の半分以下と定められています。マーガリン同様、トランス脂肪酸を含みます。

5．ショートニング

マーガリンから水分と添加物を除いた油脂です。無味無臭。やはりトランス脂肪酸を含みます。

6．砂糖混合異性化液糖

サトウキビやテンサイを精製したものが砂糖です。

異性化糖というのは、ブドウ糖が多数結合した構造であるデンプン（じゃがいも・さつまいも・とうもろこし）に液化酵素と糖化酵素を反応させてブドウ糖に分解した後、異性化酵素でブドウ糖の一部を果糖に変換（これを異性化という）してつくられます。

添加物は含まない天然由来で、砂糖より安価、さらに低温でも甘味が保たれるのでジュース・ガムシロップ・レトルト食品などに広く使用されています。

異性化糖はブドウ糖と果糖が主な成分なので、果糖含有率（果糖が多いと甘味がアップする）で名称が変わります。何がなんだかわからなくなるようなネーミングセンスですが、いきますよ。果糖含有率が50％未満はブドウ糖果糖液糖、果糖含有率50％以上90％未満は果糖ブドウ糖液糖、果糖含有率90％以上は高果糖液糖。そして、ここで使用している砂糖混合異性化液糖は、ブドウ糖果糖液糖に当該ブドウ糖果糖液糖の糖の量を超えない量の砂糖を加えたもの、と定義されているものなんです。

またこれらの原材料名の表示にも規定があって、異性化液糖の原材料は「デンプン」、砂糖混合異性化液糖の原材料は「デンプン、砂糖」または「異性化液糖、砂糖」と表示することになっています。わかりました？　単なる砂糖ではないことが。

7．脱脂粉乳

牛乳から脂肪と水分を除去して粉末状にしたもの。スキムミルクのことで、保存性が高く蛋白質とカルシウムが豊富。牛乳から水分のみを除去して乾燥させたものは全粉乳といいます。他に調整粉乳、ホエイパウダー、クリームパウダー、バターミルクパウダー、加糖粉乳、蛋白質濃縮ホエイパウダーなど8種類の乳製品の粉乳が用途に応じてあります。

8．パン酵母

パンの発酵に適した酵母菌のことでイーストともいいます。イーストは水分70％、蛋白質15％、炭水化物10％、脂質２％とバランスのとれた細胞（微生物）で果実や穀類から分離し純粋培養で増やしたものです。

9．食塩

食塩の原料はおもに日本の海水です。湿度が高いお国柄なので、天日干しが難しいので、イオン膜を利用して濃い塩水をつくり、それを煮詰めるという二段階で塩の結晶をつくって（イオン膜・立釜法）それを乾燥させて完成です。塩の成分である塩化ナトリウムは、他のミネラルとのバランス（特にカリウム）が大切なので、精製された食塩の取りすぎは注意すべきです。

10．植物油脂

植物から抽出してつくった以下の18種類の食用油の総称ですので実際は何の油か不明です。

食用（以下食用は省きます）サフラワー（ベニ花）油、ゴマ油、落花生油、パーム油、パーム核油、パームオレイン、ヒマワリ油、パームステアリン、コメ油、大豆油、綿実油、ヤシ油、ブドウ油、トウモロコシ油、オリーブ油、菜種油、調合油、香味食用油、これだけあります。

なので一括表示（↓㉜参照）と思っていたほうがよいです。食用植物油脂、植物油と表示されることもあります。他に、植物油脂（コメ油、大豆油、その他）などと表示することもあり、多い順から記載して5％未満はその他、となりますが表示されていなければ何の油か不明です。菜種油や大豆油が多いのですが製造過程でトランス脂肪酸（動脈硬化に影響）を含みます。

最近のトレンドは何といってもパーム油です。南国アブラヤシが原料で、インドネシアとマレーシアなどからの100％輸入です。パーム油は世界一消費量の多い油で需要が高いため生産拡大による東南アジアの森林伐採が世界的な環境破壊の原因でもあるのです。

2019年からは「持続可能なパーム油ネットワーク（ＪａＳＰＯＮ）」がＲＳＰＯ（Round on Sustainable Palm Oil 持続可能なパーム油のための円卓会議、ＷＷＦ世界自然保護基金などが中心となり、2004年発足した）と協力して認証制度などをつくって世界的に活動しています。

パーム油は年間通して安定した収穫が可能で安価、さらに飽和脂肪酸と不飽和脂肪酸のバランスが良いため工業用や一部バイオマスエネルギー（この分野にパーム油を使用することには賛否あり）にも利用されています。

ＵＰＦ（超加工食品）に使用される植物油脂のほとんどがパーム油ですが、問題は、海上輸送の際に使用される酸化防止剤ＢＨＡ（ブチルヒドロキシアニソール）です。残留Ｂ

HAは発ガン性がある（IARCのグループ2Bに分類）のですが日本では使用が認められています。

植物油脂の名称部分の液体は植物油で固形は植物脂です。日本では菜種油、パーム油、大豆油、コメ油、トウモロコシ油、ゴマ油、ヒマワリ油の順で多く消費されており、少数派としてアボカドオイル、えごま油、グレープシードオイル、亜麻仁油などもあります。使用順位首位の菜種油はアブラナが原料です。キャノーラ油は菜種油の仲間ですが菜種油に含まれる健康に害のある成分（エルシン酸、グルコシノレート）を含まないよう品種改良したアブラナの油です。

ちなみに日本独自のサラダ油というのはサラダなどの非加熱料理にも使える油という意味で特定の原料の規定はありません。菜種・トウモロコシ・綿実などが多いようですが、詳細不明です。

植物油脂は常温でも固体を保つように加工されており、食用精製加工油脂、マーガリン、ショートニングとともにトランス脂肪酸を含みます。

原材料において、遺伝子組み換え原料の使用を否定している表示がない限りは使用している可能性があります。

製法が圧搾法でない限り、溶剤抽出法の場合は化学物質を使用して不純物を取り除き、さらに高温処理されていますのでトランス脂肪酸などの有害物質発生の可能性があります。

11．発酵風味料

砂糖、小麦、乳製品、果物などの発酵種を原料に乳酸菌や酵母菌を利用して風味をつくりだしつつも、保存料的な側面を併せ持つ物質です。食品添加物（↓㉜参照）のジャンルではないので添加物を敬遠する消費者層に支持される効能もあります。

発酵調味料である醤油や味噌、みりんとは似ているけれど違います。

12．植物性蛋白

大豆には30％前後の蛋白質が含まれています。小麦にも10％前後の蛋白質が含まれています。これらに加工処理を施して粉末状・ペースト状・粒状・繊維状に成形して蛋白質の含有量を50％以上にしたものです。

注意すべき点は二つ。植物性たん白と表示されただけでは、原材料（大豆と小麦）の安全性（輸入時の残留農薬や遺伝子組み換えの問題など）と、加工の方法（圧搾法ではなくヘキサンという化学物質を使用する場合）について、全くわからないという点です。

13．／増粘剤（加工デンプン、増粘多糖類、安定剤）

／（スラッシュ）があるので、ここから先は添加物（↓㉜参照）です。増粘剤は、加えることでとろみやゲル状にして食感を変えたり形を安定されるために使用します。

ジャガイモやトウモロコシからとれるデンプンを化学的な処理をした加工デンプンは12

種類ありますが一括表示です。

また、ＥＵではそのうちの２種類（ヒドロキシプロピルデンプン、ヒドロキシプロピル化リン酸架橋デンプン）が乳幼児向け食品への使用は禁止されています。

14．酢酸Ｎａ

もともと酢酸（氷酢酸、酢酸ナトリウム）には、刺激性、中枢神経への作用などがありますが、細菌類の生育を抑えるため、日持ち向上剤（→㉝参照）としての役割もあります。加工品は低塩・低糖であれという要望が、このような日持ち向上剤の使用頻度を高めています。

15．グリシン

２-アミノ酢酸のこと。カラダのコラーゲンの成分でもあり、ゼラチンなどにも含まれるシンプルなアミノ酸です。様々な方法で化学合成されています。耐熱性芽胞菌に対して静菌作用（殺菌ではないけれど活動を弱める）があるので、日持ち向上剤として使用する場合は、このように表示されて、うま味成分として調味料で添加された場合は、調味料（グリシン）と表示されます。

16. 乳化剤

油と水を混合させて、油っぽさや水っぽさを改善することでパンの質感をよくするための添加物ですが、早くいえば石鹸のような役目をする物質です。そのため摂取のしすぎは腸内フローラを変化させて腸の炎症を起こす可能性が指摘されています。

リン酸塩や重合リン酸塩（リン酸Ｎａ、ポリリン酸Ｎａ、メタリン酸Ｎａなど）もありますが、腎障害の報告があります。加工デンプンとして表示されていることもあります。

17. 調味料（アミノ酸）

現在、化学調味料は、うま味調味料という言葉が使用されていますが、うま味成分を化学的に合成や抽出したりしているので化学物質であることにかわりありません。

表示の仕方は、カッコ内にどの系統の調味料なのかを表示します。つまり、アミノ酸・核酸・有機酸・無機塩、この４種類の系統の表示をするだけで、物質名は表示されません。複数使用している場合は、一番多い調味料の後に（アミノ酸等）と等を入れるだけです。アミノ酸系ではＬ－グルタミン酸ナトリウムかグリシンが多いです。

核酸系の調味料として、５′－イノシン酸二ナトリウム・５′－グアニル酸二ナトリウム、有機酸系はクエン酸カルシウム・クエン酸三ナトリウム・コハク酸ナトリウム、無機塩は塩化カリウムなどがあります。

アミノ酸系では過剰摂取した場合の発ガン性や神経細胞への影響が懸念されており、米国では乳児用食品への使用は禁止されています。

18．ｐＨ調製剤

一括表示です。水素イオン濃度調整剤と表示されることもあります。弱酸性を保つことは微生物の繁殖を抑える効果（静菌作用）があるため、合成保存料を減らす目的でも使用頻度は高いです。ｐＨ３以下（胃酸のｐＨは１〜２）だとほとんどの細菌は繁殖が難しくなるためです。

リン酸、クエン酸、乳酸、カルシウム炭酸（天然モノ）や、コハク酸、酒石酸、フマル酸（化学合成）などが使用されています。一括表示なのでどれがどれだけ使われているかは不明。

19．香料

一括表示です。化学的に合成された物質（約２５００種類）と天然モノ（約６００種類）の香料素材を調合して香料ベースをつくります。

その後、香り付けのために香料ベースから４つの形態の香料製剤（水溶性、油性、乳化、粉末）をつくって、それら数百種類を組み合わせて使用します。数百種類の組み合わせの香りっ！　香り恐るべし。

20．イーストフード

一括表示です。パンの発酵促進のために使われる食品添加物で、イースト（酵母菌）のフード（栄養源）です。塩化アンモニウム、硫酸カルシウムなど16種類の化学物質で構成されています。

21．酸化防止剤（V．E）

食品中の成分の酸化を抑えるため自身が酸化されることで食品の酸化を防ぐ抗酸化物質です。V．E（ビタミンE、トコフェノール）は植物油脂から分離・精製してつくられますが、化学合成で製造されるdl-α（アルファ）-トコフェノールも同様です。

22．V．C（L-アスコルビン酸）

原材料で遺伝子組み換えのジャガイモやトウモロコシを使用している場合があります。酸化防止剤として使用するときは酸化防止剤（ビタミンC）と表示するので、今回は栄養強化目的として添加しているようです。

23．カロチノイド色素

着色料の一種ですが、カロチノイド色素は、炭化水素系、キサントフィル系、その他の数百種類あります。明るめの色が多く、おもに動植物（エビやカニ、ニンジンやトマトなど）から抽出され、原料により色味は異なりますが、すべてカロチノイド色素です。

これらは既存添加物（→㉜参照）ですが、化学合成のβ（ベータ）‐カロチンは指定添加物（→㉝参照）で、体内でビタミンAに変換されるプロビタミンとして栄養強化で使用されることもあります。

カロチノイド色素は、原材料や製法が大変幅広いのでこの表示だけではそれらを特定することは困難です。この現象は他の添加物でも同様です。

24．膨張剤

一括表示。重曹であるアルカリ性剤に酸性剤であるミョウバン・フマル酸や遮断剤としてコーンスターチなどを加えたものです。炭酸ガスやアンモニアガスを発生させて、ふっくらさせるために使用します。

25．保存料

ソルビン酸・ソルビン酸K（チーズ、かまぼこ、加工肉など）やプロピオン酸・プロピオン酸Ca・プロピオン酸Na（味噌、醤油、パンなどの発酵食品）、安息香酸・安息香酸Na（マーガリン、醤油、清涼飲料水、加工肉など）、ポリリジン（放線菌という微生物の発酵でつくられる）、しらこ蛋白抽出物（プロタミン）などを示します。防腐剤と同義です。

26. 甘味料
文字通り甘さを追加するものです（↓㉖参照）。

27. アレルギー表示（一部に乳成分・卵・小麦・大豆を含む）
アレルギーに関する表示です。食品原料、添加物を含めた特定原材料等を記載します。微量であってもアレルギー物質を含む特定原材料を28品目指定（消費者庁）しており、必ず表示することとなっています。

8品目（エビ・カニ・クルミ・小麦・ソバ・卵・乳・落花生）は必須で、20品目（アーモンド・アワビ・イカ・いくら・オレンジ・カシューナッツ・キウイ・ゴマ・サバ・ゼラチン・大豆・鶏肉・豚肉・牛肉・バナナ・リンゴ・ヤマイモ・モモ・マツタケ）は任意となっていますが年々増えていく傾向にあります。

以上です。


菓子パンは多彩で大量の化学物質（食品添加物）が含まれる

ざっとこんな感じですが、家でパンを作るときとは比較できないほどの何やら大量な材料が菓子パンには必要なんです。腐ったりカビたりすることはなさそうですが、食中毒予防や日持ちの恩恵のために、また別の意味でハイリスクな気配がします。覚悟を決めて、たまにはいいか、でも毎日、食べ続けても大丈夫とはどうしても言い難いのが正直なところです。

食品添加物はすべて微量で問題ないとされているが真相は？

それぞれの食品添加物は微量なので問題なし、とされています。しかし、一括表示や表示免除されている化学物質もあります。使用されたすべてが表示されているわけではないので調べようがないのです。そうそう、宝くじじゃないですが、食品添加物の世界にもキャリーオーバー（↓㉛参照）という制度があります。

●ＵＰＦ代表として菓子パンの「真の姿」をチェックする
●菓子パンは多彩で大量の化学物質（食品添加物）が含まれる
●食品添加物はすべて微量で問題ないとされているが真相は？

㉛キャリーオーバー

製品に影響しないと判断されたらキャリーオーバーなので表示されない

食品添加物（↓㉜参照）の表示をしなくてよいという表示免除の制度があります。表示免除には、キャリーオーバー・加工助剤・栄養強化の目的で使用されるもの、この３パターンがあります。

そのうちキャリーオーバーは２０１５年からの食品表示法に基づく食品表示基準によって表示を免除されることになった添加物です。キャリーオーバーは次のように定義されています。

「食品の原材料の製造又は加工の過程において使用され、かつ、当該食品の製造又は加工の過程において使用されないものであって、当該食品中には当該添加物が効果を発揮することができる量より少ない量でしか含まれていないものをいう」

んっ？　一回読んで理解できたら天才です。

キャリーオーバーとは、その製品をつくる原材料加工のときだけの話ですよ、というのが大前提です。そのうえで最終製品にその添加物の効果が発揮されていません、とメーカーが判断すれば表示しなくてよい、とこういうわけです。

原材料の製作段階では明らかに使用しているのに、原材料の加工のときだけ（加工助剤というらしい）だから最終製品には残留しないくらいの微量でしょう、という理由らしいけど、なんとなく騙されているみたいで、わかりにくいです。

加工助剤と栄養強化剤も表示されない

例えば、原材料そのものが既に加工品（エキス調味料、調味酢など）の場合、その原材料（加工品）で使用された加工助剤の表示はされないのです。菓子パンの原材料であるマーガリンの製造に使用する乳化剤などもキャリーオーバーです。表示されていません。

もうひとつの表示されないジャンルである栄養強化剤は、文字通り栄養成分の強化のために使用される食品添加物で、ビタミン類・ミネラル類・アミノ酸類に大別されます。これらはその目的であれば表示しません。しかし同じ物質であるのに、目的が違えば表示されます。酸化防止剤（ビタミンC）という具合です。

キャリーオーバーが認められない品目もあります。特定原材料8品目（えび・かに・くるみ・小麦・そば・卵・乳・落花生）に由来する食品添加物を使用している場合と、五感に訴える食品添加物（香料・着色料・調味料アミノ酸・甘味料）は例外として表示義務があります。

様々な食感や風味に影響するらしいとして、表示しないけれど加工助剤として使っています、と特別に公表しているメーカーもありますが、少数派です。

つまり、最終食品に微量でその効果が発揮されない、と食品メーカーが判断すれば表示しないのであって数値上の規制もありません。ＵＰＦなどに含まれて関わる化学物質の種類と多様性、そこにあるのは恐るべき闇なのです。

加工食品に含まれる原材料の添加物をすべて知ることはほぼ不可能

このようにＵＰＦに含まれる原材料の添加物をすべて知ることはほぼ不可能で、表示されていなければ入っていないものと判断して購入せざるをえません。

油や醤油などの原材料に遺伝子組み換え作物を使用した場合でも、これによって生じた蛋白質が加工の工程で除去や分解により検出不可能とされた加工食品では遺伝子組み換えの表示義務はありません。

恐るべしキャリーオーバーですが、実は他の国や地域にはない日本独自のルールです。食品添加物の国際的な規格であるコーデックス規格（↓㊽参照）において、食品添加物はあくまでも原材料の一部であるため、食品添加物の表示ルールは原材料表示のルールの一部なのです。

つまりコーデックス規格では、「原材料とは食品添加物を含めて最終製品中に存在しているあらゆる物質をいう」と、極めてシンプルです。したがって食品添加物の表示免除の要件というのはありません。

逆にいえば、日本でいうキャリーオーバーや加工助剤はすでに原材料とはいえないから表示しないだけで、日本はそれだけ神経質なこだわりのルールをつくっているともいえます。ただし、どちらも言い方を変えているだけで結局は表示しないことには変わりないから、消費者には何ら伝わらないのは一緒です。

農薬や医薬品で使用するキャリーオーバーは少し意味が違います。農薬が原料から製品に持ち越されること（残留）なので、食品の場合と逆です。持ち越されないこと（農薬残留がない場合）をノンキャリーオーバーといいます。なんともややこしい。

●製品に影響しないと判断されたらキャリーオーバーなので表示されない
●加工助剤と栄養強化剤も表示されない
●加工食品に含まれる原材料の添加物をすべて知ることはほぼ不可能

㉜食品添加物

食品添加物は食材を加工して保存性・味・食感などを改善するための物質

植物には農薬が、動物には動物用医薬品や飼料添加物、そしてそれらの加工品には様々な目的で食品添加物が含まれます。

このような化学物質は、殺菌・防腐・疾病予防・治療・成長促進などのために使用されますが、残留基準値以下では安全であるとして許可されているものです。

食品添加物は、その食品（食材）を加工して消費者に提供する場合に、保存性や味・香り、食感などをよくするために用いる物質のことです。

ハム・ソーセージなどの加工肉に使われる発色剤（亜硝酸Ｎａ）・保存料（ソルビン酸）・酸化防止剤（Ｌ－アスコルビン酸）などがそれに当たります。

豆腐をつくるときに大豆を加工するためのニガリ（塩化マグネシウム）も食品添加物と考えます。このような食品には微量ではありますが化学物質があたりまえのように存在しています。

しかし、キャリーオーバー（↓㉛参照）などの表示義務免除や一括表示（使用目的のために多種類の微量物質で構成される場合は使用目的だけを表示）などの制度があるので、製品に使用されているすべての添加物を知ることはほぼ不可能です。

国内で販売されている食品が確実に安全で、気持ちよく安心して食卓に並べられるように、当然ですが食の安全を守る仕組みは、厳重に管理統制されていなければいけません。

日本独自の食品や添加物を規制する衛生行政

食品の衛生行政の歴史は古く、明治11年（1878年）から食品別で個々にあったようです。それらは戦後まもなくの1947年に制定された食品衛生法で統括されました。翌1948年には自主衛生管理を目的として日本食品衛生協会（現在は公益社団法人）も設立されており、現在も関連する広報的な活動を継続して補佐しています。

当時は、このような規制が施行されていましたが、1955年に大きな事件がありました。粉ミルク（調整粉乳）の添加物にヒ素が混入して1万3000人を超える被害と乳幼児を含め130名が亡くなった「ヒ素ミルク中毒事件」です。

この事件をきっかけに、添加物の品質についてさらに厳しく規格や基準などを定めるようになりました。そして1960年に第1版「食品添加物公定書」で厚生省（当時）が

198品目の添加物を公表して再スタートしました。現在は、厚生労働省と消費者庁が共同で法定の「食品添加物公定書」に収載公布しています。

2003年からは、食品安全基本法が施行され、そこで掲げる3つの柱（リスク評価・リスク管理・リスクコミュニケーション）が食の安全の方向性を決定する流れとなりました。

まず食品衛生法をもとに厚生労働省と消費者庁で、リスク管理をおこなうための食品衛生の規格や基準の策定をおこないます。この規格と基準が守られているか、厚生労働省（地方厚生局・保健所など）と農林水産省が食品衛生法・農薬取締法などをもとに監視しています。

食品の安全性に関しては、合否を評価する試験をおこなって食品安全委員会（内閣府）が最終的なリスク評価をおこないます。

このような一連の政策の公開や情報交換は、すべての行政機関（消費者庁・農林水産省・厚生労働省・環境省）や地方公共団体、食品業者、そして主役である消費者が広く関わったリスクコミュニケーションがおこなわれることで、食の安全は完結します。

2024年4月から、食品衛生基準行政（表示基準）は厚生労働省から消費者庁に移管されました。食品添加物のリスク管理等（成分規格・製造基準・使用基準・保存基準）も当然そのまま消費者庁へ引き継がれます。その手始めに、「無添加」「不使用」や過度に誇張された表示は禁止され、誤解を招くような表現を、できるだけ排除する仕組みも確立されました。

我々が最も気になる食品添加物の安全性、つまりヒトの健康を害するおそれがないであろうと判断しているのは食品安全委員会（内閣府）です。食品安全委員会は、２００３年に中立公正にリスク評価（食品健康影響評価）をおこなうために内閣府に設置された機関で、７名の委員とその下に16の専門調査会が設置されています。その調査結果を内閣総理大臣を通じて関係各大臣に勧告もします。

そして、消費者庁の食品衛生基準審議会添加物部会において食品衛生法に基づき成分規格や使用基準などが設定されます。その後の実際の食品の安全性の検査は自治体の衛生研究所や保健所がおこないます。

食品添加物に関しては別に、日本食品添加物協会（１９８２年設立、一般社団法人）や日本食品化学研究振興財団（１９９４年設立、公益社団法人）などという機関もあり広報活動などをおこなっているようです。

食品添加物の表示ルールを知って食品の選別をおこなう

先述の食品添加物公定書は、添加物の分類表のほかに表示や使用の基準義務や、添加物の品質の測定法（試薬などの細かい規定）など様々な規格・基準が記載されています。

２０２４年の「第10版食品添加物公定書２０２４」は実に１６１４ページもあります。

その中で示されているように、添加物は原則として食品衛生法第12条に基づいて、内閣総理大臣の指定を受けた添加物（指定添加物→㉝参照）だけを使用することができます。

現在、食品添加物の規制上の分類（行政的な分類）は、指定添加物（４７６品目→㉝参照）のほかに既存添加物（長年使用されてきた実績がある添加物でカテキンやタンニンなど３５７品目）・一般飲食物添加物（通常は食品として飲食されているものの添加物的な使い方の寒天など約１００品目）・天然香料基原物質（植物や動物から抽出された香料の原料のことでバニラなど約６００品目）があります。

このように指定添加物以外で使用できるのは、既存添加物・一般飲食物添加物・天然香料基原物質のみです。

こうした食品添加物の表示にはルールがあります。その表示は、食品の裏や側面などに記載されたり貼り付けられている様々な説明書をチェックして確認することができます。食品を選択する場合、このルールを知らないで見た目だけで選別すると、とんでもない化学物質を食べることになります。健康を考えたとき、値段や味や宣伝で騙されてはいけないのです。

食品に含まれる成分や使用の多い順で表示は始まっています。原則として、食品に使用した添加物はすべてを物質名や用途名で記載して明らかに表示しますが、食品に残存しないものは表示が免除されます。

説明文を読んでいくとスラッシュ（／）が出てきますが、このスラッシュ以降に表示されている物質が食品添加物で、これも使用の多いものから順に書いてあります。添加物の表記だけ別になっているものや、改行して表記してあるものもありますが、原材料と添加物は明確に区別されて判別できるようになっています。

パッケージのない生鮮食品に対する添加物（農薬・防腐剤など）の表示は、売り場のポップや値札に記載してあります。ただし、加工助剤・キャリーオーバー（↓㉛参照）・栄養強化剤など表示を省略できる食品添加物もあります。

指定添加物（↓㉝参照）は、リスト化されて日本で指定を受けなければ使用が認可されない添加物で、現在４７６品目（２０２４年）あります。指定添加物は用途名（物質名）で表されており表記の仕方にはルールがありますが、少しややこしいです。

理解して購入するときや食するときにマメに確認する習慣があると次第に慣れてきます。指定添加物は22区分に分けられています。甘味料・着色料・保存料・酸化防止剤・発色剤・漂白剤・防かび剤・糊料（増粘剤・安定剤・ゲル化剤）の8種類は用途名（物質名）で記載します。甘味料（スクラロース）というふうに、甘味料が用途名でカッコ内のスクラロースが物質名です。

他の14種類（乳化剤・膨張剤・調味料・酸味料・苦味料・光沢剤・ガムベース・栄養強化剤・香料・チューインガム軟化剤・ｐＨ調整剤・イーストフード・かんすい・豆腐用凝固剤）は、物質名ではなく使用目的の用途で一括に表示することが許可されています。

例えば、香料は何種類もの微量の物質を混合して作成するので、使用された長い名前の化学物質の列記よりも、単に「香料」だけのほうがわかりやすいから、などの理由です。

おのおのの食品添加物には主に動物実験から得られた毒性試験の基準値に安全係数（ほとんどが100分の1↓詳細は㉞参照）を掛けて認可された許容範囲があります。しかし、許容された添加物は単独ではなく多種類の組み合わせで使用されることがほとんどですが、これらの無数の組み合わせに関しての安全性は別次元として、ほとんど評価されていません。

添加物を監視監督する食品安全委員会（内閣府）でも添加物を複数組み合わせて摂取した場合（複合汚染）の有害な影響（複合影響）については、国際的にも評価手法として確立したものはなく安全性の検証は困難であると、はっきり断言しています。

さらに、医薬品との相互作用に関する知見についても必要に応じて検討する、としており有事の際に検討するとした先送りの印象が強いです。

食品添加物の個々は安全が担保されているとはいえ、連日大量に摂取することでメタボリックシンドロームのような生活習慣病だけではなく、アレルギー、発ガン性、神経毒性、免疫疾患などへの影響も指摘されており、今後の研究とそれに基づく規制強化の必要性に関する十分な議論は今後も継続もしくは新たな検証が必要だと思います。

●食品添加物は食材を加工して保存性・味・食感などを改善するための物質
●日本独自の食品や添加物を規制する衛生行政

㉝指定添加物

指定添加物は22種類476品目の化学合成物質と天然物質

22種類に分けられている指定添加物は現在476品目（2025年）あります。化学合成物質だけではなく天然物質もあります。

表示の仕方で次のように分かれていますので、確認するときの参考にしてください。それぞれおもな物質と注意すべきことについてチェックしてあります。

用途名（物質名）で表示する8種類

↓甘味料・着色料・保存料・酸化防止剤・発色剤・漂白剤・防カビ剤・糊料（増粘剤・安定剤・ゲル化剤）

一括表示14種類
（複数の組み合わせで効果を発揮し食品中にも存在する成分）
↓乳化剤・膨張剤・調味料・酸味料・苦味料・光沢剤・ガムベース・栄養強化剤・香料・チューインガム軟化剤・ｐＨ調整剤・イーストフード・かんすい・豆腐用凝固剤

用途名（物質名）で表示する8種類と一括表示の14種類

用途名（物質名）で表示する8種類

■甘味料

甘味料（アスパルテーム）のように表示します。（↓㉖参照）

■着色料

着色料（カラメル色素）のように表示します。別名をタール系色素といって石油が原料です。日本では食紅ともいいますが12種類（赤2・3・40・102・104・105・106、青1・2、黄4・5、緑3）が認められています。

しかし米国で赤色2・3・102・106号が発ガン性等の理由により禁止、北欧では赤40号以外はすべて禁止、英国でも赤40・102号と黄4・5号は自主規制対象となっています。

国で規制が異なる理由の本当が知りたいです。連日の長期摂取でなければ問題ないと使用許可されている日本でも、タール系色素を生鮮食品（食肉・鮮魚介・野菜）に使用すると品質・鮮度を見誤るとの理由で原則として使用は禁止されています。しかし、たらこなどで使用されていますので注意してください。

他にも味噌・カステラ・醤油・ワカメ類などへの使用も禁止されています。

番号に欠番が多いのは、ヒトへ何らかの異常をきたすことが発覚したので使用が禁止された歴史があるためです。おもな理由は、発ガン性とアレルギー反応です。

カラメル色素は糖類を加熱するⅠ（Ｅ１５０ａ）、糖類に亜硫酸化合物を加えて加熱するⅡ（Ｅ１５０ｂ）、糖類にアンモニウム化合物を加えて加熱するⅢ（Ｅ１５０ｃ）、そのⅢへ亜硫酸化合物をさらに加えて加熱するⅣ（Ｅ１５０ｄ）があります。コーラやレトルトカレーなど茶系の加工品にはほぼ含まれます。

圧倒的にⅢとⅣが使用されています。それらの製造過程で発生する4－メチルイミダゾールに発ガン性や免疫への影響があるとの報告がありますので、なるべくなら避けておきたいです。ただし、カラメル色素だけの表示なので心配であればメーカーへ問い合わせて確認してください。カラメル色素のⅠなら安心です。

天然着色料は、おもに植物や食品を原料にして油脂・エタノールや有機溶媒、または加水分解で抽出されます。

主なものに、ウコン色素（ターメリック、クルクミン）、アントシアニン（シソ、ブドウ果皮など）、クチナシ色素（クチナシ）、コチニール色素（カルミン酸色素、エンジムシという昆虫から抽出された赤紫色）、銅クロロフィル（葉緑素のクロロフィルのマグネシウムを銅に置き換えて青緑にしている）、ベニコウジ色素（モナスカス色素、カビの一種のベニコウジ菌から）、ベニバナ色素（カーサマス色素）、カロチノイド色素（ニンジン・トマトなどから／カロチンは体内でビタミンAに変わるプロビタミンで栄養強化の目的で使用されることもあり）などがあります。

余談ですが卵黄やバターの黄色もカロチノイド色素（飼料由来）です。ただし、β（ベータ）－カロチンは化学的合成でつくられています。

■保存料

保存料（安息香酸《あんそくこうさん》Ｎａ）のように表示します。腐敗原因の微生物の増殖を抑えて保存性を高めるためです。パラオキシ安息香酸・安息香酸Ｎａは各種ドリンク剤・シロップ・醤油などに使用されていますが、ビタミンCと反応してベンゼンに変化し発ガン性の危険性があります。

チーズ・燻製・魚肉練り物などに使用されるソルビン酸カリウムも、他の食品添加物（亜硝酸）との組み合わせで発ガン性を指摘されています。マーガリンに使用されるデヒドロ酢酸は腎障害に注意が必要です。パン・洋菓子に使用されるプロピオン酸は過剰な摂取によって、内分泌攪乱（インスリン抵抗性）による肥満・糖尿病の危険が指摘されています。

乳製品、加工肉、缶詰などに使用されているナイシンは、化学的につくられたラクトコッカス属の乳酸菌などが自己を守るために産生する物質でグラム陽性菌を阻害する抗菌作用を待ちます（これを乳酸菌バクテリオシンという）。カラダに吸収されず、腸内フローラへの悪影響の懸念があるものの微量で保存効果を示すため、今のところ各菌種への影響を与える可能性は極めて低いとされています。発ガン性試験はおこなわれていません。

他にもポリリジン（放線菌という微生物の発酵でつくられる）や、しらこ蛋白抽出物（プロタミン）などがあります。保存料は防腐剤と同義です。

■酸化防止剤

酸化防止剤（ビタミンＣもしくはＶ．Ｃ）（Ｌ－アスコルビン酸）のように表示されますが、栄養強化を目的とした場合はＶ．Ｃとだけ表示されて酸化防止剤の表記はありません。

ビタミンＣは原材料で遺伝子組み換えのジャガイモやトウモロコシを使用している場合があります。ビタミンＥ（Ｖ．Ｅ、トコフェノール）は植物油脂から分離・精製してつくられますが、化学合成で製造されるdl－α－トコフェノールも同様です。食品中の成分の酸化を抑えるため自身が酸化されることで、食品の酸化を防ぐ抗酸化物質です。

ジブチルヒドロキシトルエン（ＢＨＴ）は油脂の酸化を防ぐ目的で食用油脂や干物（魚介塩蔵品）に使用されます。催奇形性の疑いがあるため妊婦は注意が必要です。

ブチルヒドロキシアニソール（ＢＨＡ）はバター、煮干し、動物飼料や魚介冷凍食品などの油焼けを防ぎ、化学合成ですがＢＨＴより安全な油の酸化防止剤のようです。

しかし、ＢＨＡ／ＢＨＴはオーストラリアとスウェーデンでは全面禁止、米国では乳幼児用の食品には禁止されています。

他にワインの酸化防止に使われる亜硫酸ナトリウムはアレルギー反応や胃炎に注意します。この他、緑茶ポリフェノール（↓㊱参照）であるカテキンも酸化防止剤として使用されることがあります。

■発色剤

発色剤（亜硝酸Ｎａ）のように表示します。ハム、ソーセージなどの加工肉の赤身の変色を防ぐために使用することが多い亜硝酸Ｎａは、保存料のソルビン酸・アミンなどと混ざるとニトロソアミン類という発ガン性物質に変化するので過剰な摂取はしないようにします。硝酸Ｎａや硝酸Ｋと併用する事も多いです。

■漂白剤

漂白剤（亜塩素酸Ｎａ）のように表示します。食肉製品や鮮魚介に使用される亜塩素酸Ｎａはとても便利なカット野菜の殺菌剤にも使用されます。

ドライフルーツに使われる亜硫酸Ｎａは分解した亜硫酸で色素を還元して漂白しますが、

変色防止や防カビの作用もあります。いまのところ発ガン性の指摘はないようです。

■防カビ剤

防カビ剤（オルトフェニルフェノールＯＰＰ）のように表示され、柑橘類に使用されています。

もともとは農薬で発ガン性の指摘があります。チアベンダゾール（ＴＢＺ）も柑橘類やバナナに使用されますが、抗菌剤なので農薬や動物用医薬品としても利用されます。催奇形性に注意。

イマザリルも柑橘類とバナナに使用されますが、日本では農薬としては禁止されておりますが、なぜか輸入食品に対する添加物（防カビ剤）として使用可能です。

フルジオキソニルは糸状菌《しじょうきん》（カビ）に効果があり、防カビ以外にも種子消毒（稲・麦など）としても使用します。肝臓や腎臓への影響の指摘がありますが、農薬（殺虫剤）として野菜・果物・魚介など幅広く使用されています。容器包装に入れずに販売する場合は、荷札やポップに表示することとなっています。確実に防カビ剤が使用されているならば、少なくとも表面を水洗いすること（重曹・クエン酸の使用も可能）で除去してから食すべきです。

■**糊料《こりょう》（増粘剤・安定剤・ゲル化剤）**

増粘剤（ペクチン）のように表示しますが、使用する目的に応じて、増粘剤（粘性をつけて粘りやとろみを出す）・ゲル化剤（液体をゼリー状にする）・安定剤（粘性で成分を均一化させ形を安定させる）のように表示名が変わります。

ほとんどが多糖類で粘度を調整して使用しますので2種類以上併用する場合には使用する簡略名で表示します。

例えば、スクシノグリカンとタマリンドシードガムとカラギナンを安定剤として使った場合、安定剤（増粘多糖類）と表示します。

加工デンプンは乳化剤（一括表示）としても使用することがありますが12種類あるので糊料として使用する場合「加工デンプン」とだけの表示となります。

加工デンプンの一部は発ガン性を懸念されているものもあります。

ペクチンは主成分がメチル化ポリガラクチュロンという多糖類で、果物の皮から抽出するので残留農薬が懸念されます。キサンタンガムは、グラム陰性桿菌（キサントモナス）の発酵でつくられる多糖類ですが、遺伝子組み換えトウモロコシのデンプンが原料である場合があります。

カラギナンは海藻（紅藻類）のぬめり成分を抽出しています。これも多糖類です。寒天も紅藻類が原料です。

グァーガムは豆科の植物の実から抽出する多糖類です。

カルボキシメチルセルロースは天然パルプ由来のセルロースを加工してつくられます。

ローカストビーンガムは冷凍用安定剤として使用する多糖類です。

ゼラチンは豚や牛の骨や皮が原料です。

カルボキシメチルセルロースは植物から抽出します。

グルコマンナンはコンニャクイモをアルコール精製して抽出します。

アラビアゴムはアカシア属の樹液から抽出します。

麺やパンの品種改良剤として使用されるアルギン酸は褐藻類（コンブ・ワカメ）から抽出します。他の添加物同様、どの化学物質が使用されているか謎です。


多彩なルールで表示されており添加物の謎は多く闇は深い

一括表示の14種類

■乳化剤

本来なら混ざり合わない油と水を混合させて均一に乳化させて、食感や風味を改善し、泡立て効果もあるようです。天然の動植物由来系と化学合成系がありますが、ほとんど化学合成です。

おもなものにグリセリン脂肪酸エステル（油脂とグリセリンから製造）・ショ糖脂肪酸

エステル（油脂と砂糖で製造／使用する油脂がオレイン酸なら高級品で酢酸は低級）・ソルビタン脂肪酸エステル・ポリソルベート・ステアロイル乳酸Ｃａ・レシチン（大豆・卵黄から抽出したリン脂質使用／遺伝子組み換え大豆の可能性あり）・リン酸塩類・重合リン酸塩（リン酸Ｎａ／ポリリン酸Ｎａ／メタリン酸Ｎａなど）などがあります。

乳化剤は腸の上皮細胞と腸内フローラ（↓㉒参照）の接触に変化をもたらすといわれています。なぜなら細胞も細菌も細胞膜の成分が脂肪であるからです。そのため慢性的な腸炎を引き起こして大腸ガンの原因（特に若年層の大腸ガン）が疑われています。

リン酸塩はカルシウムの吸収阻害作用があるので摂取過剰により骨粗鬆症の原因となり得ますので、高齢者は特に要注意です。

天然モノ（キラヤ樹皮・大豆種子など）の乳化剤にはサポニン（ジンセノサイド）がありますが、天然であっても摂取のしすぎはやはり腸内フローラを変化させて腸の炎症を起こしたり、溶血・腎障害の報告もあります。

他に加工デンプン（オクテニルコハク酸デンプンＮａなど）が乳化剤で使用されている場合もあります。

加工デンプンのうちＥＵでは2種類（ヒドロキシプロピルデンプン・ヒドロキシプロピル化リン酸架橋デンプン）が発ガン性の問題で乳幼児への使用が禁止されています。加工デンプンは12種類あり一括表示なので使用の有無は不明ですし、デンプンの原料であるジャガイモやトウモロコシがＧＭ（遺伝子組み換え）かどうかも問わず表示もされません。

加工デンプンは糊料・安定剤としてもいい仕事をするので食品添加物では幅広く使用されています。

乳化剤は一括表示の中でも化学物質や不明物質が多いです。それでも、少し安心なのは、アレルギー物質を含む特定原材料（25品目指定↓㉚参照）は必ず表示することとなっています。

■膨張剤

一般的にはベーキングパウダー（ふくらし粉）ともよばれます。アルカリ性剤の重曹（炭酸水素Ｎａ）に酸性剤（ミョウバン／フマル酸／グルコノラクトン）や遮断剤（コーンスターチなど）を加えたものです。

炭酸ガスやアンモニアガスを発生させてふんわりさせるときに使用します。ミョウバンに含まれるアルミニウムは乳ガン・アルツハイマー症候群との関連が危惧されています。

■調味料

現在のうま味調味料は、うま味成分を化学的に合成や抽出しているので多くは化学物質です。

使用頻度はアミノ酸系（Ｌ‐グルタミン酸Ｎａ・グリシン・アラニンなど）が多いようです。

他に核酸系（5′－イノシン酸二Na・5′－ウリジル酸二Naなど）、有機酸系（クエン酸Ca・クエン酸三Na・コハク酸Naなど）、無機塩系（塩化K・リン酸三Kなど）などがあります。

L－グルタミン酸ナトリウム（コンブのうま味ですがデンプンを原料に発酵法で製造）は、過剰摂取した場合の発ガン性や神経細胞への影響が懸念されて米国では乳児用食品への使用は禁止されています。

グリシン（2－アミノ酢酸）はカラダのコラーゲンの成分でもありますが、様々な方法で化学合成されています。

耐熱性芽胞菌への静菌作用（殺菌ではないけれど活動を弱める）があるので日持ち向上剤として使用する場合もあります。

アラニンもアミノ酸のひとつで筋肉や肝臓でも生成されますが、化学合成や発酵法（微生物使用）により製造されています。毒性はないようです。

5－イノシン酸二ナトリウムは鰹節や煮干しのうま味のひとつで、糖質の発酵で製造されています。

コハク酸Naは貝類のうま味成分でマレイン酸を還元して製造されています。

塩化Kは天然モノの岩塩からつくられます。表示の仕方は、カッコ内にどの系統の調味料なのかを表示します。

調味料はアミノ酸・核酸・有機酸・無機塩、この4種類の系統の表示をするだけで、物質名は表示されません。２種類以上使用している場合は一番多い調味料の後に（アミノ酸等）と等を入れるだけです。結局のところ、表示からはどんな化学物質が使用されているかは判断できないのは同じです。

■酸味料

クエン酸・Ｌ−酒石酸・乳酸・リンゴ酸・酢酸Ｎａなど数多くの種類があり、複数の組み合わせで使用することもあります。

弱酸性になることで日持ち向上としては効果的です。クエン酸はデンプンを原料に発酵法で製造します。乳酸はアルコールを酸化させたアルデヒド類から製造されています。

■苦味（くみ）料

食品に苦味を与えます。指定添加物には珍しく天然モノです。カフェイン・ナリンジン・ニガヨモギ抽出物などがあります。ニガヨモギの全草から抽出し、セスキテルペンが主成分です。

グレープフルーツの果皮や種子から抽出・精製してナリンジンはつくられます。

カフェインはコーヒー種子や茶葉から抽出・精製します。

ちなみに１杯の飲み物のカフェイン含有量の目安、麦茶（０㎎）ルイボスティー（０㎎）ココア（約10㎎）紅茶（約30㎎）緑茶（約40㎎）コーヒー（約80㎎）玉露（約１５０

mg）です。ビールのホップもいい苦味をだしてくれますが既存添加物（イソアルファ）と一般飲食物添加物（ホップ抽出物）なので指定添加物ではありません。

■光沢剤

食品に皮膜をつくって水分の蒸発を防いだり、表面を保護して光沢を与えたり、湿気から保護するというような目的で使用されます。

シェラック（ラックカイガラムシが分泌する樹脂状物質を精製して製造）・ミツロウ（ミツバチの巣を加熱圧縮し濾過したもの）・パラフィンワックス（原油を減圧蒸留し潤滑油分画を処理したもの）などがあります。植物のカルナウバロウから抽出されるものもあります。

■ガムベース

チューインガムの基材です。酢酸ビニル樹脂（酢酸とエチレンが原料）・ジェルトン（ゴムの木から得られる樹液を加工）・チクル（サポジラの樹液から精製）などがあります。

■栄養強化剤

ビタミン類・ミネラル類・アミノ酸類に大別されますが、栄養成分の強化のために添加された場合は表示が免除されます。

例えば、L－アスコルビン酸（ビタミンC）を酸化防止剤として使用するときは、酸化防止剤（ビタミンC）と表示しますが、栄養強化剤として使用していれば、栄養強化剤だけです。看板が違うけど、中身は一緒ということです。

■香料

化学的に合成された物質（約2500種類）と天然モノ（約600種類）の香料素材を調合して香料ベースをつくります。

その後、香り付けのために香料ベースから4つの形態の香料製剤（水溶性、油性、乳化、粉末）をつくって、それら数百種類を組み合わせて使用します。

■チューインガム軟化剤

文字通りチューインガムを柔らかく保つために使用されます。グリセリン・プロピレングリコール・D－ソルビトールのどれかを使用したら表示します。

プロピレングリコールはギョウザ・シューマイの皮・生めん類でも使用されますが製品によって使用基準が変化します。

さらに、同じ物質でも使用方法が変わると表示の仕方が変わります。チューインガムなら一括表示で軟化剤、品質保持剤として使用したなら物質名表示、食品添加物の溶剤として用いた後に製品に使用した場合はキャリーオーバーなので表示は免除されます。

プロピレングリコールはもともと石油ですが、殺菌作用があって、水と油を混ざりやすくしたり、水が氷になる温度を下げる効果もあるので、防腐剤（化粧品・歯磨き粉・シャンプー）・保冷剤・不凍液にも使用されます。

食品から保冷剤まで大活躍、二刀流どころではありません。

しかし、加熱されると発ガン性物質や細胞再生障害（肝炎や気管支炎など）を引き起こす物質に変化します。新型タバコ（電子タバコ・加熱式タバコ）にもプロピレングリコールが使用されているなんて恐ろしいことは、喫煙者の方々はご存じなのでしょうか。

■ｐＨ調整剤

水素イオン濃度調整剤と表示されることもあります。ｐＨ３以下（胃酸のｐＨは１～２）だとほとんどの細菌は繁殖が難しい（静菌作用）ので弱酸性を保つことで合成保存料を減らすこともできます。

リン酸・クエン酸・乳酸・カルシウム炭酸（天然モノ）・コハク酸・酒石酸・フマル酸などが使用されていますが、どれがどれだけ使われているかは不明です。

■イーストフード

パンの酵母の栄養源として発酵促進のために使われる食品添加物です。

18種類の化学物質（塩化アンモニウム・グルコン酸Ｋ・酸化Ｃａ・炭酸アンモニウム・

炭酸Ｃａ・硫酸Ｃａ・リン酸三Ｃａ・リン酸二水素アンモニウム・リン酸一水素Ｍｇ・塩化Ｍｇ・グルコン酸Ｎａ・焼成Ｃａ・炭酸Ｋ・硫酸アンモニウム・硫酸Ｍｇ・リン酸水素ニアンモニウム・リン酸一水素Ｃａ・リン酸二水素Ｃａ）で構成されています。

このうち2種類以上を使用した場合イーストフードと一括表示できます。小麦の量が節約できて短時間で大量に生産可能となります。それにしてもイーストって化学物質が大好物なんて、ヒトと同じですね。

■かんすい

かんすいは、炭酸Ｎａや炭酸Ｋを主成分としたアルカリ塩水溶液で、小麦粉に混ぜることでラーメンの麺独特の薄黄色に発色します。

■豆腐用凝固剤

豆乳を凝固させるための凝固剤のことで、塩化マグネシウム（にがり）、粗製海水塩化マグネシウム（にがり）とか、豆腐用凝固剤のように表示します。にがり、だけの表示は不可。

以上が指定添加物です。

他に加工食品に使用される添加物は用途が多様なので分類しにくいものをまとめて「製

造用剤」と分類することもあります。指定添加物の、かんすい・豆腐用凝固剤、もその分類です。

指定添加物ではないのですが、気になる製造用剤を列挙します。

結着剤としての（リン酸塩）

ハムやソーセージなど肉や魚肉などを加工するときのつなぎとして使用します。

消泡剤としての（シリコーン）

不要な泡立ちを抑えるために使用します。豆腐・缶コーヒー・ジャムなど。シリコン（silicon）はケイ素のことでシリコーン（silicone）はその化合物で別物です。

抽出溶剤としての（ヘキサン）

食用油の精製工程で使用します。使用後除去。

日持ち向上剤としての（酢酸・グリシン）

保存性の低下を防ぐために使用します。

離型剤としての（流動パラフィン）

パンや菓子の焼き上がりで型離れしやすくするために使用します。

ろ過助剤としての（二酸化ケイ素）

砂糖や清涼飲料水・酢などの精製ろ過工程で不純物を吸着するための不溶性の微粒子で、使用後除去。

●指定添加物は22種類476品目の化学合成物質と天然物質
●用途名（物質名）で表示する8種類と一括表示の14種類
●多彩なルールで表示されており添加物の謎は多く闇は深い

㉞安全係数

種・個体差などの違いで化学物質に対する反応が10倍を超える例は極めて稀（!?）

食品添加物を新たに加える場合、従来の厚生労働省管轄から消費者庁へ移り、その流れは2024年から大幅に変更されました。

新たな物質が消費者庁へ申請されると食品安全委員会（内閣府）でリスク管理の調査がおこなわれます。そして再び消費者庁の食品衛生基準審議会添加物部会で検討後に規格基準を設定されて府令・告示されるという流れとなります。

大切なリスク管理調査を任されている食品安全委員会は、まず食品添加物の使用の許可のための、ＡＤＩを決めます。ＡＤＩ（ＡＤＩ=Acceptable Daily Intake、1日摂取許容量）とは、「ヒトが健康へのリスクを伴うことなく一生涯にわたり毎日摂取することができる量」のことです。実際にヒトで試してみることはできないから、ＡＤＩを求める基礎になる毒性に関しては動物実験（ラットやマウス）で検証をおこないます。

その動物に、対象となる指定添加物など一つひとつの食品添加物を、短期の大量摂取・長期の継続的摂取・世代をまたいだ摂取などをおこない、急性や慢性毒性・発ガン性・生殖機能や胎児への影響・アレルギーの原因とならないか、などを調べます。

このような動物実験で、毎日一定量の食品添加物を食べさせて一生食べ続けても有害な影響が見られない最大の用量（ＮＯＡＥＬ=No Obserbed Adverse Effect Level、無毒性量）を決定していきます。

ＮＯＡＥＬを安全係数（ＳＦ）で割った値がＡＤＩです。そのとき使用する安全係数は一般的に１００と決められているので、通常はＮＯＡＥＬの１００分の1の量がＡＤＩとなります。

ここで使用される安全係数の数値の決定は「化学物質に対する生体反応には、種の違い、個体差がみられるが、その違いが10倍を超える例は極めて稀」という経験則が根拠となっています。

安全係数は、実験動物とヒトの種の違いや、性別・年齢・健康状態などの個人差を考え、さらに安全を考慮してザックリと決められています。動物とヒトの種の差や子供や体質などの影響をうけやすいヒトとそうでないヒトの個体差を考慮した場合、種の差で10倍、個体差でさらに10倍としてそれらを掛け合わせた100倍にするのがよい、ということなのです。

胸を張って大威張りの科学的根拠というより、残念ながらあくまで経験的な憶測です。こうして安全係数のデフォルトは100と決められました（ただし、まれに試験データの質によって500、1000、1500などの数値を使用することもあります）。

「ぶっちゃけていうと、動物はこれ以下の量なら影響なかったよ。さらにその100分の1ならもっと大丈夫じゃないかしら」ということです。

安全係数は経験から生まれた不確定係数である

食品に関わる化学物質（食品添加物や農薬など）は完全に安全で然るべきです。しかし、ヒトや動物などの種差や男女差・幼児・老人・アレルギー体質など個体差の知見が不充分である場合、もともとその化学物質の絶対安全は保証されていません。JECFA（↓㊽参照）の安全性の原則1にあるように「添加物について絶対的に有害性がないという証拠を示すことは不可能」なので、科学的ではなく経験則がその根拠とされました。

必ずしもヒトで起こることを予測できるとはいい切れないから「100倍の安全マージ

ン（100-fold margin of safety）」を合理的な手段とする、そう考え始めたのは実に70年も昔の1954年のこと（FDA＝米国医薬食品局のLehmanらの説）です。

この後の1970年代に入って添加物の発ガン性物質のリスクが発見されてから、本気でこの安全係数（不確実係数）に変わる新しい考え方を模索しましたが、いまだ決定的なものはありません。

安全係数は別名、不確実係数といいます。安全性の判断が不確実なので、それを補う目的で設定される係数ですよ、そういう意味が込められています。

動物実験をベースとした70年前の不確実係数（安全係数）は、科学的なエビデンスがなく既に見直すべき時期に到達しています。早急にAIや量子コンピューターなどを駆使して、動物実験を用いない次世代リスク評価を構築すべきだと思われます。

食品安全委員会（↓㉜参照）は、遺伝子を障害しないタイプの非遺伝性発ガン物質は発ガン物質であると判明しているものの、この安全係数から割り出された危険濃度以下の量であれば問題ない、ということで食品や農薬等への使用も許可しています。

あらゆる毒性検査を駆使した結論であることは理解できますが、これらの動物実験と安全係数で弾き出された数字で、現在そして未来永劫100％安心安全で万全盤石な対策であるのか、残念ながら保証できるヒトは誰もいないのです。何故なら遺伝情報のゲノム解析（↓㊼参照）ですら働きそのものが判明してるのは数パーセント、発ガン性のメカニズム（↓㊹参照）も確立された結論はないのですから。

敵（発ガン）も味方（ヒトゲノム）も正体が確定していないのなら、新しい発見や知見が続々と判明するのは間違いないわけです。そこに向けた解決への対策もまた仕切り直して考え方を改める必要があるのかもしれません。安全係数もそのひとつではないか、そんな気がするわけです。

安全係数で我々は守られるのか

ヒトが関わる問題に完璧はありません。

「ヒトがつくり出すモノはいつか必ず壊れたり誤りが生じることが前提で、そういった異常発生時でも安全側に動作させることで絶対に人命を危険にさらさせないようにシステムを構築する基本設計思想」これはフェイルセーフ（fail safe）という考え方です。

また、「もともとミスできない設計やシステムとなっている」のをフールプルーフ（fool proof）といいます。どちらも大きな事故を起こさないようにする構造やシステムのことであり、安全性を担保するときに非常に重要な考え方です。

地震で転倒すると停止するストーブ、蓋を閉めないと作動しない洗濯機、踏切の遮断機は故障しても重みで自然と下りてくる、信号機システムは故障時すべて赤点滅になる、などです。信頼性や安全性確保のために必要な考え方であり、システムが複雑化してブラックボックスの多い現在社会において欠かせません。

カラダの恒常性を守るホルモン（↓㉟参照）は、カラダの中で極めて微量で活動します。そして、ほんのわずかなホルモン分泌量のバランスが崩れると発病します。

化学物質が微量でも大問題となっているのは環境ホルモン（↓㊾参照）や農薬でも同様です。同じく極めて微量の化学物質であるけれども、現在、そしてこれから使用を許可されるだろう数多《あまた》の食品添加物に関しても不安は尽きません。

毎日食べる食品のことであるからこそ、化学物質（食品添加物や農薬など）のカラダに対する重大事故から守ってくれるフェイルセーフ（fail safe）でありフールプルーフ（fool proof）が、果たしてこのままの安全係数でよいのでしょうか。

●種・個体差などの違いで化学物質に対する反応が10倍を超える例は極めて稀（!?）
●安全係数は経験から生まれた不確定係数である
●安全係数で我々は守られているのか

第六章　カラダに悪いことといいこと

㉟ホルモン

カラダの恒常性の維持をホルモンは制御している

カラダは、周囲が変化してもなるべくカラダ全体の働きのブレをなくそうと微妙なバランスを保とうとします。カラダの外や内の環境やストレスに応答し、それを制御してコントロールすること、これを恒常性の維持（ホメオスタシスともいう）といいます。ホルモンはこのようなヒトのカラダの恒常性を維持するための微量な物質の総称です。

ホルモンは主に内分泌腺という臓器から分泌されます。内分泌腺は、脳下垂体、甲状腺、副甲状腺、膵臓、副腎、生殖腺などです。

これら臓器以外にも、腎臓、骨髄、脂肪組織やごく狭い細胞の間でも、細胞間情報伝達物質としてホルモンがつくられています。

分泌されたホルモンは、そこで特別な作用を発揮するように、血液の流れにのって全身に運搬され、ホルモンの働きを発揮できる標的細胞の受容体へ向かいます。その標的細胞が、ホルモンの指令どおりの働きを実行することで、カラダの恒常性が維持できるというシステムです。

ホルモンの分泌は、年齢・性別によって明確な違いもありますので、スポーツ競技の性別をチェックする際にもホルモンを利用することがあります。

ホルモンを乱さないような生活や環境を整える

ホルモン分泌臓器には、上位器官と下位器官の区別があって、状況によりフィードバック機能が働いて分泌のオンとオフが絶え間なくおこなわれています。全身の各臓器の間で相互に巧妙なバランスで連動して恒常性を維持しようとするのです。

このシステムのどこかで、ホルモンの過剰な分泌もしくは分泌不良などの現象が起きると、カラダに何らかの不調をもたらすことになり、そこで、ついに発病する、ということになります。

ストレス・食生活・日内変動のマネジメントが重要

様々な原因でホルモンは乱されます。夜更かし・昼夜逆転など、生活習慣の恒常性がなければ日内変動を狂わすため、ホルモンの分泌や働きにも影響を与えてしまいます。

そのような生活リズム（サーカディアンリズム↓㊶参照）の負の習慣に加えて、絶妙なホルモンバランスを乱すような食品（化学物質など）を過剰に摂取したり、内分泌攪乱物質といわれる環境ホルモン（↓㊾参照）の中で生活していることで、糖尿病、脂質異常、高血圧が悪化することは容易に想像できます。

他にも多忙を極めて心身の安静が保てなかったり、職場や近隣などの対人関係など過剰なストレスにより、ホルモンバランスは乱される原因にもなります。

現在ホルモンとして確認されているのは１００種類くらいで、今後も未知の物質の発見があるかもしれません。

すべてが判明しているわけではなく、体調不良や特別な症状の原因にすべて診断名がつけられないのです。

そういった意味でも、健康であるためにできることのスタート地点は、やっぱり正しい知識と知恵で確立された生活習慣です。

「物事は放っておくと乱雑で秩序のない方向に向かい、自発的に元に戻ることはない」これは19世紀のドイツ数物理学者クラウディウスのエントロピー増大の法則といいますが、ヒトのカラダという小宇宙においても当てはまります。エントロピーは乱雑さという意味。エントロピーを取りまとめていく生活のひと手間の大切さ、その積み重ねの結果が健康ということではないでしょうか。

- ●カラダの恒常性の維持をホルモンは制御している
- ●ホルモンを乱さないような生活や環境を整える
- ●ストレス・食生活・日内変動のマネジメントが重要

㊱ポリフェノール／その他の健康食品

ポリフェノールは植物が光合成をおこなうときに生成される水溶性物質の総称

ポリフェノールとは、植物が光合成をおこなうときに生成される水溶性の物質の総称で、正確にはフェノール性化合物のことです。主に苦味や色素の成分であることが多いです。カラダへの良い影響のある様々な生理機能がありますが、まだまだ研究段階です。自然界には数千種類あるといわれており、大別すると、薄い黄色または無色のフラボノイドと、濃い色のノンフラボノイドに分けられます。

過度な期待はできないのですが、健康への良きサポーターとして考えておけばよいのかなと思います。

抗酸化作用などがあるものの持続性がなく比較的短時間しか作用しない

ポリフェノールの具体的なカラダに良い生理機能としては、過剰な活性酸素を抑える抗酸化作用（↓㊳参照）・血行促進・基礎代謝アップ・糖尿病予防などの効果を有するといわれています。いずれにしても持続性がなく比較的短時間しか作用しません。ですから、毎日の生活の中で積極的に取り入れる習慣があると効果的と思われます。参考程度ですが、少しご紹介しておきます。

ポリフェノール名（食品の一例）主な生理機能、で表示。

○プロアントシアニジン（リンゴ酢・ブドウ種子・豆類）
強力な抗酸化作用を有するといわれています。

○アントシアニン（ブルーベリー・ナス・ブドウ・赤ワインなど）
目の網膜（スクリーンにあたる部位）にあるロドプシンという蛋白質の再合成を促進する作用があるので、目の機能改善に期待できます。

○カテキン（緑茶・紅茶・リンゴ・ソラマメ・梨・ダークチョコレート）
抗酸化作用（老化予防）・抗菌作用・抗ウイルス作用・抗ガン作用・脂質代謝改善による肥満抑制・血糖値の安定・殺菌作用・虫歯予防などの作用が期待できます。

○**カカオポリフェノール（ダークチョコレート・ココア）**
血管の炎症を改善・血管を柔軟にして動脈硬化予防・肌荒れ抑制・アレルギー予防などの効果が期待できます。
○**コーヒーポリフェノール（コーヒー豆由来クロロゲン酸）**
抗酸化作用を有しているので紫外線除去による美肌効果。脂肪代謝を促進して内臓脂肪を減らす作用が期待できます。他にも睡眠の質向上・血圧低下・認知機能の維持などの報告があります。

成分であるクロロゲン酸はフェルラ酸に変化して血小板に作用することで血液サラサラの効果により脳血管疾患や心臓疾患の予防に寄与します。胃酸の分泌も促進しますので空腹時に飲むときは注意してください。

カフェインはポリフェノールではないですが覚醒作用・集中力アップ・アルツハイマー症候群の予防効果の報告もあります。
○**ヘスペリジン（レモン・ミカン）**
抗酸化物質が含まれており、柑橘類の皮やスジにはルチンも含まれます。
○**ルチン（ソバ・タマネギ・柑橘類）**
血管、特に細かい毛細血管を丈夫にするので、血流改善が期待できます。
○**クルクミン（ターメリック）**
カレーの色素（ウコン）で肝臓機能改善・抗酸化作用・発ガン抑制などの効果が期待さ

れています。

○イソフラボン（豆類）

女性ホルモン様作用があるので更年期症状（ほてり・耳鳴り・めまい）を軽減します。おからパウダー（↓㉑参照）にも含まれます。

○フェルラ酸（玄米）

メラニンを抑制して美白やシワ予防効果が期待できます。血液サラサラの効果もあります。

○ショウガオール（生姜）

加熱や乾燥で変化した辛味成分のひとつです。生の生姜の成分ジンゲロールは殺菌作用があって食中毒の予防効果がありますが、ショウガオールは基礎代謝を促進して発汗・保湿と体温維持効果があります。

○アニリン（ニンニク）

ニンニクに含まれる多数のポリフェノールのひとつです。血小板の粘着を弱める抗血栓作用で血液の流れをよくしたり、抗酸化・老化予防の効果もあります。

○アリシン（ニンニク・タマネギ）

ビタミンB1の吸収を助け疲労回復・滋養強壮・免疫力向上・ガン予防・動脈硬化予防・血行促進などの効能があります。

○アリルシステイン（黒ニンニク）
抗酸化作用・脳機能保護・大腸ガン予防・疲労回復・老化予防など、生ニンニクより発酵熟成によって効果は数十倍といわれています。
○ケルセチン（タマネギ・ソバ・ブロッコリー・リンゴ）
フラボノイド類のひとつで、抗酸化作用・抗炎症作用・脂肪分解促進などがあります。品名ビタミンPといいビタミンCを補助する役目もあります。
○セサミン（ゴマ）
抗酸化・肝臓保護・腸内フローラ（↓㉒参照）を整える・美肌・脳機能活性化などの作用が期待されます。
○レスベラトロール類（ブドウの種や皮・ピーナッツの薄皮）
抗酸化・糖や脂質代謝改善・認知症予防・長寿遺伝子活性化などの作用が期待されます。

ポリフェノールは、「少しをコツコツ継続する」に徹しましょう。「※まごわやさしい」など昔から伝わる食事に取り入れたい大切なこと。偏食はいけません、多品目を食べましょう、というこの考え方は、食の相乗効果（food synergy）という意味ではとても大切なことです。
脳に良いからこれを食べましょう、血液サラサラだからこれを積極的に摂取すべし、といった一品豪華主義だけで健康になるわけではないからです。そういう文言や情報に惑わされず、思い込まず、決めつけず、でも少しは横目で参考にしつつ、おおらかに、食品の選択をするようにすべきかなと思います。

何度も書きますが、ＵＰＦ（↓㉙㉚参照）を食べる機会が多いと、こういったポリフェノールの恩恵を受けることは、ほとんど期待できません。

※「ま」↓豆　「ご」↓ごま　「わ」↓わかめ　「や」↓野菜　「さ」↓魚　「し」↓しいたけ

広告に負けるな、自分の身を守るため本物を見る目を養う

ポリフェノールを含めてビタミン・ミネラルなどのサプリメント（↓⑬参照）やグルコサミン・ＮＭＮなど、あらゆる健康を向上させるという食品（↓㊴参照）は多様性の極みでどこでも目につくようになりました。

種類も豊富で値段も様々であるから、選ぶ根拠を探すことはとても難しいです。

スマホの広告に無数に出回っているかと思えば、そのあたりに詳しいという権威の傘（芸能人や医師）のもとで医療広告ガイドライン（誇大広告・経験談・ビフォーアフター写真・比較優良広告など）を無視した高額な自費診療クリニックも存在します。

どんなことでもエビデンスが最も大切なのですが、顧客満足度Ｎｏ．１とした、いわゆる「Ｎｏ．１広告」から、支持率90％などの比率広告、今だけ期間限定特別価格、まで、

素晴らしいとかお得感を思わせるイメージ広告が、表示規制の枠をかいくぐって一般的になっています。

説明が必要なエビデンスは、本書が最も大切だと思う部分ですが、いちばん理解しにくく面倒くさいアピール手段でもあります。近年は消費者庁は景品表示法違反として「No.1広告」を摘発してきたため減少していますが、それ以外の「満足度98%」のような比率広告はまだ大量に目にする機会があります。値段が安いからとか、逆に高価だから効果があるはずなどの理由からで選ばないでください。

自分の身を守るために、本物を見る目を養い育てることが必須であるのは、いつの時代でも変わらない真実だと思います。くれぐれも甘い囁《ささや》きにはご注意ください。即効性を謳《うた》う健康食品または健康グッズほど怪しいものはありません。なぜなら健康って、一瞬で手に入るものではないのですから。

- ●ポリフェノールは植物が光合成をおこなうときに生成される水溶性物質の総称
- ●抗酸化作用などがあるものの持続性がなく比較的短時間しか作用しない
- ●広告に負けるな、自分の身を守るため本物を見る目を養う

㊲ＡＧＥｓ（終末糖化産物）

過剰な糖がカラダを体温でこんがり焼くことをＡＧＥｓという

三大栄養素（↓⑨参照）の役割をザックリいえば、炭水化物はエネルギー源で、残りの蛋白質と脂肪はカラダの細胞を構成する成分です。

炭水化物である甘いものが多いと糖質とエネルギー過剰で肥満は確実です。肥満以外の理由でも血糖値に影響の少ないグルコース以外の甘味料も摂取しすぎには注意すべし、と述べてきました（↓㉖参照）。

そして、糖質過剰の最終兵器、それがＡＧＥｓです。ＡＧＥｓ（Advanced Glycation End Products 終末糖化産物）というのは、過剰な糖分が蛋白質と結合する糖化反応でできる老化促進物質をいいます。糖と蛋白質は、カラダの体温でパンケーキのように焼かれてしまうのです。

ＡＧＥｓはカラダの老化を促進させる

　ＡＧＥｓが蓄積してくると、カラダの蛋白質の３割ほどを占めるコラーゲン（カラダの基礎となる屋台骨である）という蛋白質を痛めてしまいます。

　コラーゲンのＡＧＥｓ化は、皮膚の深いところの真皮・血管壁・骨など全身の器官や臓器に影響し、老け顔の原因、皮膚のたるみやシワ・シミ、動脈硬化、脳梗塞、心筋梗塞、骨粗《こつそ》鬆症《そうしょう》、変形性関節症などを発症しやすくします。そうすることで転倒しやすくなり、確実に健康寿命を縮めます。

原因は煙草・睡眠不足・運動不足・ストレス・過剰な糖質・紫外線

　煙草・睡眠不足・運動不足・ストレス・過剰な糖質や紫外線、などの生活習慣は、ＡＧＥｓの蓄積を進めます。

　ＡＧＥｓは劣化した蛋白質のリサイクル（オートファジー↓⑯参照）も進みにくくなるので、カラダの不要なゴミが溜まって酸化（↓㊳参照）や炎症による老化現象、そして毎日たくさん生まれるガン細胞（↓㊹参照）を修復する免疫細胞も正常に働かなくなるといわれています。

糖質の中でも果糖（フルクトース↓㉕参照）は、ブドウ糖（グルコース）の10倍以上早く体温と反応してカラダの蛋白質をこんがり焦がして老化させてしまいます。

とにかく過剰で余った糖の最終到達地点はＡＧＥｓです。体温の熱によってカラダの各所でメイラード反応（パンケーキのようにこんがり焼かれること）を引き起こしてＡＧＥｓが生まれてしまうのです。

●過剰な糖がカラダを体温でこんがり焼くことをＡＧＥｓという
●ＡＧＥｓはカラダの老化を促進させる
●原因は煙草・睡眠不足・運動不足・ストレス・過剰な糖質・紫外線

㊳酸化ストレス

活性酸素がカラダに酸化ストレスを与えてフリーラジカル損傷を起こす
生きていくためのエネルギーを得るためにはＡＴＰ（↓②参照）を合成して準備するこ

とが必要ですが、そういったＡＴＰ合成には酸素を使用した呼吸（↓⑤参照）が大変重要です。

呼吸で不可欠な酸素ですが、足りないと困りますが、逆に多すぎて使用されずに余ることがあります。このような酸素は、反応性が高く不安定な状態なので、いわゆる活性酸素（フリーラジカルともいう）となります。

反応性の高い活性酸素は、その性質を生かして通常カラダの情報伝達や有害物質を取り除く免疫機能（酸化力）として素晴らしい働きをしてくれます。ところが、それでも過剰で行き場や働く場所のない活性酸素の場合、正常な細胞に何らかの障害を引き起こしたり老化を早めたりする一因となります。このような活性酸素が過剰になった状態は、カラダにとって有害で酸化ストレスといいます。

つまり、活性酸素が皮膚・内臓・血管に対して酸化ストレスをかけてしまうのです。これをフリーラジカル損傷といいます。フリーラジカル損傷は脳や心臓の動脈閉塞や狭窄《きょうさく》を引き起こして、脳梗塞や心筋梗塞などの重大な疾患の引き金となります。

活性酸素を除去する生活習慣のひとつが有酸素運動

酸化ストレスを引き起こす一般的な原因は、ストレス、睡眠不足、過度な運動、汚染された環境（排気ガス・放射線・有害ガス・紫外線・電磁波など）や超加工食品（ＵＰＦ↓

㉙㉚参照）などの有害な食品や物質（煙草・アルコール・酸化されやすい食品・化学物質・薬品など）です。

ちなみにウォーキングやストレッチなどの有酸素運動は、過度な運動と違い逆に活性酸素を取り除く効果があります。いずれも生活に密接な事項ばかりです。

抗酸化能の高いバランスの良い食品摂取を意識する

酸化ストレスを引き起こす活性酸素を無害化して取り除く成分を、抗酸化物質といいます。カラダには、そのような抗酸化物質を利用した防御システムがあります。

例えば、活性酸素を抑制する酵素ＳＯＤ（superoxide dismutase スーパーオキシドジスムターゼ）、グルタチオンペルオキシダーゼ（ＧＰｘ）、カタラーゼなどです。これらの物質（蛋白質）が円滑に働いてくれるためには、良質な蛋白質に加えてビタミンやミネラル（→⑩参照）の定期的な摂取が不可欠です。

酸化ストレスを取り除く抗酸化能が高い食品を多く摂取すると循環器疾患での死亡は減少するというエビデンスはあります。

そのような抗酸化能を有する主な栄養素（含まれるおもな食品）を少しあげておきます。ここでもバランスの良い食事の大切さが再確認させられます。

亜鉛（牡蠣、豚肉、ラム肉、イワシ）、銅（タコ、エビ、レバー）、セレン（長ネギ、シラス、ホタテ、マグロ）、マンガン（ソバ、生姜、玄米、ナッツ、栗）、**ビタミンAやβ-カロチン**（ニンジン・カボチャ・ホウレン草・柑橘系・アボカド・レバー）、ビタミンC（柑橘系・キウイ・カリフラワー・レモン・イチゴ・ブロッコリー・小松菜・赤ピーマン・キャベツ）、**ビタミンE**（アボカド・大豆・玄米・ゴマ・落花生・モロヘイヤ・カボチャ・ウナギ）、セレン（海藻、ゴマ、玄米、魚介類）、亜鉛（魚介・牡蠣・ナッツ・納豆・玄米）、ポリフェノール（コーヒー・緑茶・ブルーベリー）、リコピン（トマト・スイカ）、イソフラボン（豆腐・納豆・きな粉）、カテキン（緑茶）、セサミン（ゴマ）などがあります。

特にβ（ベータ）-カロチンとビタミンAとEは連携して肝臓のグルタチオンでの活性酸素の除去に効果的に働きます。

フリーラジカル損傷からカラダを守る防御システムは、年齢とともに衰えることもわかっています。いつまでも若々しくいられるヒトと、年齢の割に老けてしまうヒトの違いの原因のひとつは、こういうところにあるのかもしれません。

●活性酸素がカラダに酸化ストレスを与えてフリーラジカル損傷を起こす
●活性酸素を除去する生活習慣のひとつが有酸素運動
●抗酸化能の高いバランスの良い食品摂取を意識する

㊴ヘルスクレーム／トクホとか

保健機能食品だけが食品のもつ効果や機能を表示することが可能

食品に表示されているラベルの文言は、正確で信頼できると思うのですが、そこに確信がもてる何かがあれば完璧です。食品・製品をつくる側の事業者も、自慢できる効能効果をしっかり強調してアピールしたいはずです。

健康食品の消費者は、安心して安全な食品を求めていますし、少しでもカラダに有益な食品や製品を求めています。今よりさらに健康を促進してくれるような機能を持つ健康食品の登場は常に期待されています。

その食品の持つ機能が、健康の維持や増進に役立つとして科学的根拠により証明されて、カラダへの特定の健康の目的が期待できる場合、その食品や食品に含まれる成分（栄養素・機能性物質）が健康に効果があることを示したり強調し主張することを、ヘルスクレーム（健康強調表示）といいます。

　このヘルスクレームを表示するためには、食品表示法で定めるルールがあるので、一般食品が安易にこれを表示することはできません。食品表示法の規制のもとで、ヘルスクレーム表示が可能となるようにするための仕組みが、保健機能食品制度です。
　こんなにカラダに良い製品ですと、パッケージに書くことでヘルスクレームを前面に押し出せるため、より強い主張の製品広告が可能となります。保健機能食品制度は、食品を製造する事業者にとっては頼もしい格付け制度なのです。

保健機能食品は特定保健用食品（トクホ）・栄養機能食品と機能性表示食品

　ヘルスクレームを表示できる健康食品には以下のようなものがあります。逆にいえば、これらの健康食品以外はヘルスクレーム表示は一切できません。

●特別用途食品

　１９９９年開始、病者用食品、乳児用調整粉乳、妊産婦・授乳婦用粉乳、嚥下《えんげ》困難者用食品、などの健康維持のためのもので消費者庁の審査が必要。特別の用途表示ができる。

●特定保健用食品

　１９９１年開始、消費者庁の審査が必要、いわゆるトクホ。２００５年改正。

消費者庁の定義は「食生活において特定の保健の目的で摂取する者に対し、その摂取により当該特定の保健の目的が期待できる旨の表示をおこなうもの」

通常は個別に審査をおこなう個別許可型。

その他に、関与成分の疾病リスク低減効果が医学的・科学的に確立されている場合とする、疾病リスク低減表示型（カルシウムと葉酸）。また、科学的な根拠が充分蓄積されているため一定の審査は省略し、規格基準に適合しているかどうかの審査のみの規格基準型（オリゴ糖・難消化性デキストリン）。既に許可を受けている食品が風味などの軽微な変更の再許可型。

審査で要求している有効性の科学的根拠のレベルに届かないものの一定の有効性が確認される食品を限定的として表示できる条件付き特定保健用食品。

このように関与している成分等によって多様なトクホの型が存在する。

●栄養機能食品

２００１年開始、ミネラル６種・ビタミン13種・オメガ３脂肪酸という特定の栄養成分補給のためのもの。

これらの栄養成分は科学的な根拠が充分蓄積されているから一定の審査は省略し、規格基準に適合しているかどうかの審査のみの規格基準型。栄養素が国の定められた範囲内の含有量で配合されていれば栄養成分の機能表示ができる。自己認証型で許可不要。

●機能性表示食品

２０１５年開始、審査不要で消費者庁届け出のみ、例の小林製薬の紅麹はこれ。事業者自らの責任において、安全性および機能性に関する科学的根拠を基に、適正な表示をおこなう必要がある。

米国サプリメント規制法であるＤＳＨＥＡ（↓⑬参照）を手本としてアベノミクス肝いりで開始。

食経験がおもな安全の根拠で、原料確認・ＧＭＰ（適正製造規範）や監査は業界団体任せ。小林製薬の紅麹事件後、ようやくＧＭＰの義務化が決定（２０２６年９月より）。

特定保健用食品（トクホ）について補足すると、「カラダの生理学的機能などに影響を与える保健効能成分を含み、その摂取により、当該特定の保健の目的が期待できる旨の表示をする食品」と定義されています。

食品安全委員会（↓㉜参照）や消費者庁の専門部会が、その食品中の関与成分について審議・評価して、厚生労働省が医薬品的な表示に抵触しないことを確認後、消費者庁が許可します。それぞれの成分に対しておこなう個別評価方式が基本です。

主な健康のターゲットは、整腸（オリゴ糖、乳酸菌、食物繊維、難消化性デキストリンなど）、コレステロール、血圧、骨とミネラル、歯、血糖値、中性脂肪と体脂肪です。医薬品ではなく、あくまでも健康なヒトを対象とする健康食品なので消費者庁が管轄します。

健康なヒトが、これらの項目についてもっと「健康になるように」という「お墨付きのイメージを与える表示」が可能な健康食品です。トクホは「いわゆる健康食品」の最高峰です。

保健機能食品に健康増進のエビデンスがあるとは思えない製品に注意

一方、医薬品は、疾病をもつヒトが「健康になるように」として厚生労働省が管轄します。健康なヒトと疾患をもつヒト、両者は同じヒトであり、さらに「健康になるように」という目的も変わりはありません。

本来であれば安全性の基準は統一されるべきと考えます。しかし、両者の健康への科学的根拠となるエビデンスの評価の仕方があまりにも違いすぎます。

医薬品は現在15000以上ありますが、基礎的実験のフェーズ1から臨床試験のフェーズ4まで、かなり厳密にヒトへの臨床試験で得られた科学的根拠（エビデンス）の積み重ねで認可されます。

対して、トクホの審査をおこなう食品安全委員会における検査は、原則として哺乳類代表であるモルモットなどの動物実験での評価基準です。トクホなどの申請時に、根拠となる論文の掲載雑誌の多くが掲載料を徴収する某雑誌（『薬理と治療』／ライフサイエンス出版）に偏っていることも問題があります。

論文自体のクオリティやスタディデザインにおいても雑な印象があります。厳密に検討された実験結果や査読付き論文（投稿された論文は専門家により選別されたのちに編集者によって内容の審査をおこなうため客観的な評価が高い、掲載料は通常無料）でなければ、トクホの効果そのものの信憑性も疑問視されて当然かと思われます。そもそも健康への効果を主張する場合に用いることができるデータは、ヒトを用いた研究によって得られる結果でしかないはずです。ヘルスクレームの科学的評価に必要である基礎が崩壊しているのがトクホとしか思えません。

例えば、食事から摂取した脂肪の吸収を抑え、血中の中性脂肪の上昇を穏やかにする、という機能があるらしいトクホコーラの原材料の表示を確認してみます。食物繊維（難消化性デキストリン）／炭酸、カラメル色素、酸味料、甘味料（アスパルテーム、L‐フェニルアラニン化合物、アセスルファムK、スクラロース）、香料、カフェイン、と表示されています。

このような添加物カクテルが、脂肪の吸収を抑えることで「当該特定の保健の目的が期待できる」として、このコーラを飲み続けたヒトの健康向上にどのように貢献するのか、科学的なエビデンスを示していただきたいものです。トクホコーラの1日1本推奨をあえて指定する消費者庁の健康に対する姿勢には疑問しかありません。

現在トクホ認定は1000以上（1030件2025年2月）。トクホ市場は1兆円に迫る規模です。株式会社東洋新薬という会社がトクホを250個以上取得してダントツ1位（機能性表示食品でも100以上で首位）です。このような超一流黒子企業によるOEM生産（他社ブランドの製品を製造）でトクホは支えられています。

消費者庁への届け出のみでヘルスクレームが可能である機能性表示食品は、およそ8000食品以上（8847件2024年10月）の届け出がありました。

しかし、2024年小林製薬の紅麹事件によって、大幅な規制見直しがありました。これにより、安全性・機能性の科学的根拠が不充分であることや、機能性関与成分が少ないとして、約2000食品が撤回しました。届け出は7000食品ほどありますが、現在、実際に販売されている機能性表示食品は3000余りと大幅に減りました。

トクホ同様、健康増進に意義を見いだせない機能性表示食品は、市場から淘汰されて当然なので歓迎すべき事態ではあります。

頼もしいキャッチフレーズの健康食品を、なんとなく素直に受け入れ難く、怪しいと感じるのは私だけでしょうか。認可された食品に表示された文言を詳しく見ると、用途表示に「～が促進され～のリスクを減らす可能性があります」としておきながら、摂取するうえでの注意事項として「～を過剰に摂取してもリスクがなくなるわけでも疾患が治るわけでもありません。他の方法を考えてください」という具合に、なんとなくいいかも、でもそれだけではダメです、と一様に書かれています。言いたいことはわかりますが、商売の助けとなる制度であることが一目瞭然なのです。

保健機能食品をはじめとする健康食品が、診療していて肝障害、腎障害、高血圧の原因となることは、しばしば診てきており食品の摂取や使用を中止していただくと改善するので、やっぱりか、と感じます。

行政は、医薬品と健康食品を切り離して考えればよいかもしれませんが、ヒトを診療する医師に、それらの区別はあまり意味のない分類です。健康にならない健康食品を摂取している可能性を絶えず脳裏に描きながら、個別に対応するしかないのです。

権威ある（?）マスコミ報道やＳＮＳ、ネットニュース等で健康や病気に関する情報は洪水のように氾濫しており、我々医療従事者でさえ真実にたどり着くのが難しい部分もあります。

花王の食用油エコナ（グリシドール脂肪酸エステルに発ガン性の可能性を指摘され２００９年トクホ自主返上）を記憶されている方はあまりおられないかもしれませんが、紅麹（２０２４年自主回収）や問題ある製品は、まだまだあるかもしれません。今後は許可された製品でも、市販後の有効性の再評価や有害事象等の監視をさらに強化していくべきであると思います。

このようなヘルスクレームについては国際的にも議論されています。

２００６年にはコーデックス委員会（ＦＡＯ／ＷＨＯ合同食品規格委員会）がヘルスクレーム制度のガイドラインを発表し２００９年に正式採択されました。その中では、健康強調表示（ヘルスクレーム）をおこなう場合の実証のプロセスを示しています。

つまり、食品（成分）と健康影響の関係の明確化、関連するすべての科学的根拠の確認と分類の明確化、個々の科学的根拠や試験の質的評価と解釈、ヒト臨床試験に基づく健康への影響の必要性とその関係の一貫性、**動物試験は食品（成分）と健康影響の関係を支持することはできるが健康協調表示の証明とはならない**、など詳細にわたっています。

米国ではＨＨＳ（保健社会福祉省 Department of Health and Human Service）が管轄するＦＤＡ（米国食品医薬品局 Food and Drug Administration）が膨大な法体系であるＦＤＣＡ（食品医薬品化粧品法）によって管理しています。

ＦＤＣＡは、さらに細分化したＮＬＥＡ（１９９０年開始、栄養表示教育法 Nutrition Labeling and Education Act）による厳しい規制があります。

すなわち食品、食品成分または食事が疾病のリスクを低減するという科学的証拠をＦＤＡに提出し、その証拠についてその分野を専門とする科学者の間に充分な科学的合意（ＳＳＡ基準 Significant Scientific Agreement）が存在すると認めた場合にヘルスクレームの表示を許可するというものです。

ＳＳＡ基準により承認された疾病のリスク低減表示は12しかありません。

あやふやな効果を示すのではなく、病名を示して予防効果の表示が可能となるところは日本の制度と異なります。

そのためカルシウムは骨粗鬆症を防ぐ、大豆蛋白は心血管疾患を防ぐ、などの表示が可能です。その成分の有効性の科学的根拠についても、肯定的・否定的な意見と大規模なヒト介入試験をおこない、さらにメタアナリシス（系統的解析）までおこなったものもあります。

日本では病名は表示できず、「健康になるように」と漠然とした目的のイメージだけで、有効成分に対する科学的根拠が浅いもの（ヒト介入試験は数十人規模で、否定的意見の提出不要）が多いです。

ちなみにトクホコーラの有効成分である難消化性デキストリンは、ＦＤＡやＥＦＳＡ（欧州食品安全機関）ではエビデンス不足のヘルスクレームとして却下されています。ＮＬＥＡがあまりにも厳しいとして、現在はＱＨＣ（２００３年開始、条件付きヘルスクレーム制度Qualified Health Claim）がありますが、消費者が表示内容を判断する際の判断基準がランク付けされています。

研究デザイン・個別研究の質・エビデンス全体の強さなど、あくまで評価の質に関しては強いこだわりが感じられる制度となっています。許可される件数は少なく、トクホや機能性表示食品とは桁が違います。

トクホや機能性表示食品などの保健機能食品には、効能などの表示方法等には厳密な規定がありますが、届け出以上の誇大広告が問題となるケースもあるため、消費者庁自ら「内容を鵜呑みにしないように」などと注意喚起せざるをえない状況です。

健康食品の内容が、実際のものより著しく優良であると勘違いさせるような表示と推定されるものであれば景品表示法違反で罰せられます。２０２５年の初め「ウイルスシャットアウト」という商品が景品表示法違反となり、株式会社東亜産業に１６５１万円の課徴金納付命令がなされました。

ヘルスクレームは、常に疑いの目をもって対応してください。これが結論です。

●保健機能食品だけが食品の持つ効果や機能を表示することが可能
●保健機能食品は特定保健用食品（トクホ）・機能性表示食品と栄養機能食品
●保健機能食品に健康増進のエビデンスがあるとは思えない製品に注意

㊵煙草／アルコール

煙草とアルコールは発ガン性評価の最高ランク

多少の規制はありますが、困ったことに酒と煙草はイリーガル（違法）ではないから、最低限のマナーを守って他人に迷惑さえかけなければ、誰でもＯＫの世の中です。

しかし、ＩＡＲＣ（↓㊹参照）において煙草とアルコールは発ガン性評価の最高ランクであるグループ１に位置しています。おそらくこのくらいのことは知ってはいるけれど、他人事と捉えている方は多いです。

煙草には約３０００の化学物質が含まれており、その煙にはさらに多い約５０００の化学物質が含まれます。そのうち50以上の物質に発ガン性（↓㊹参照）が確認されています。

吸っている自分のみならず他人にも受動喫煙という有害無益なエビデンス（科学的根拠）も十分にある迷惑千万な煙草が許されている理由は、政治的・経済的な側面にあることに異論はないと思います。

それは紙巻だろうが電子だろうが同様です。

日本の喫煙率はいまだに20％以上、これはＷＨＯの２０２３年統計にて世界89位、世界平均の喫煙率は22％です。ブータンは０％、スウェーデンは５・６％でＥＵ初の禁煙国となるだろうといわれています。最大多数の最大幸福が社会の目標ならば、公共の場での喫煙に限れば完全に淘汰して構わないと思われます。

愛煙家であることは全くもって問題ないです。しかし、他人と隔離された空間以外の煙草の是非に関しては議論の余地はないと思います。

煙草は、吸うのをやめて8時間で血中の一酸化炭素濃度が下がり酸素濃度が上がります。24時間経つと心筋梗塞リスクが下がり、数日すると味覚・嗅覚が改善し、数カ月で心臓血管系の状態にも良い影響がでます。

その後年単位で肺の機能や他の内臓機能も非喫煙者レベルに近づくといわれています。

喫煙所には、情報収集など健康以外の目的もあると思いますが、惰性で通い詰めるなら中止すべき習慣だと思います。

煙草とアルコールをやめられないのは依存症という病

いずれにしても酒と煙草は健康食品の範疇《はんちゅう》ではありません。それでもやめられない多くの方々がいます。

ストレスの軽減や何か（怒り・悲しみ・緊張・不安）を忘れるための特定の物質（ドラッグ全体など）や行為が、脳の報酬系を刺激してドーパミンを放出し、強い満足や快楽を生み出します。

好みのコントロールが効かなくなると、もはや依存になってしまい、そして依存症は残念ながら病気であり、治療の対象となります。違法薬物は即時的な効果と禁断症状・肉体と精神の荒廃を引き起こしますが、煙草（電子タバコ含む）も穏やかにカラダの機能を低下させていきます。

近年、アルコールに関するガイドラインが厚生労働省から発表されました。「健康に配慮した飲酒に関するガイドライン２０２４年」なるものです。

疾患とアルコール量（純アルコール量はビール５００㎖なら約20g）の関係などが記されていますが、要はガンや高血圧・脳血管疾患等をはじめとした全身臓器への影響とそれらの発症リスクについて改めて警鐘を鳴らす程度のもので、なんら目新しい事実はありません。

年齢、性別、遺伝的な体質と多少のマナーについても解説してありますが、今さら指摘するほどの内容ではないです。きちんとしたエビデンスをもとにした説得力のある研究や解析を記したガイドラインへの改訂が望まれます。

アルコール依存者のエネルギー源はアルコールである

大酒家（アルコール依存）の問題はエタノールという劇薬による食道や胃粘膜への直接刺激と炎症、さらに肝臓や膵臓・腎臓・尿酸・脂質異常などの多臓器への悪影響だけではありません。これについてもＡＴＰ（↓②参照）からの視点で補足しておきます。

いわゆるアルコール（エタノール）依存症は、ＡＴＰが不足してエネルギーが足りないとなったとき、本来なら活性化して働き出すＡＭＰＫ（ＡＭＰ活性化蛋白リン酸化酵素）が働かないことが最大の問題なのです。

このＡＭＰＫは普段からＡＴＰの量やニーズをコントロールしていますが、アルコール依存のヒトのＡＭＰＫは休んでおり、活動していないのです。

ＡＭＰＫの仕事であるＡＴＰのコントロールをここで確認しておきます。

ＡＴＰが足りないぞ、となるとＡＭＰＫは、まずエネルギー代償反応（解糖系・ＴＣＡ

サイクル・脂肪酸分解などATPをつくりだす工程のこと）を動かしてATPを生産します。

同時にATP保存系（余ったATPを中性脂肪に合成してしまうこと↓血液検査で中性脂肪が高いって言われるときの状態）を停止させて少しでもATPを使える状態にしようと働きます。

このようにAMPKの活躍できる状況ですと、エネルギーをいろんな形でつくれるように取り計らい、余分なエネルギーの溜め込みも起こらなくしてくれるのです。

アルコール依存とは、このAMPKが働かないからATP不足に対応できないし余計なエネルギーの溜め込み（余分な中性脂肪の蓄積）を起こしてしまうという訳です。

またアルコールは尿酸の合成促進と腎臓での尿酸排出抑制の作用があり、さらにケトン体（↓⑰参照）利用も阻害されるようなシステム変更も同時に起こってしまいます。

さて、それではアルコール依存のヒトのエネルギーとなるATPはどこから得られているのでしょうか。

それはエタノールから直接つくるのです。要するにお酒を飲まなきゃ、やってられないぜ、ってことなんです。

少し詳しく申しますと、エタノールからつくられた酢酸からアセチルCoAを経てTCAサイクルでATPをゲットします。アルコール依存がAMPKの怠慢を生み出してエネルギーコントロールに障害をきたし、酒（エタノール）からしかエネルギーを得られないという悪循環に陥いるのです。

エタノール切れイコールＡＴＰ切れの禁断症状を起こすため、生命の危険を脳が感じて挙句はアルコールだけを求めるようになります。食べ物はあまり要らないから、つまみも食べずに飲むだけでＯＫなんです。

同時にＡＴＰ保存系の暴走、すなわち中性脂肪の過剰蓄積も起こるので肥満（腹が出る）になるし、脂肪肝・アルコール性肝障害・高血圧・糖尿病・脂質異常症・慢性腎臓病・膵臓病・痛風を悪化させます。

アルコールはこういう好ましくない悪循環を生み出します。アルコールは間違いなく健康を害するトップクラスの合法的飲料です。

ブッダの教えの中で好きと愛するの違いを説明しています。好きは自分を満たすもの、愛は相手を満たすもの、だそうです。好きで飲むだけなら構いません。しかし愛している方がいらしてブッダの教えに従うならば、自分のアルコールや煙草の依存で相手を悲しませてはいけないと思います。

●煙草とアルコールは発ガン性評価の最高ランク
●煙草とアルコールをやめられないのは依存症という病
●アルコール依存者のエネルギー源はアルコールである

㊶寝不足（睡眠負債）は健康負債を抱えること

睡眠は生命活動を継続するための必須条件

睡眠中というのは、意識レベルを下げて筋肉を弛緩させます。そのうえ栄養補給すら断たなくてはならないのです。安全の確保が難しい状況では絶対に不可能です。しかし、寝不足が生存を維持するために重要な行為であるのは間違いありませんし、寝ないとやがて生命は途絶えます。

なぜなら大脳の機能は連続で作動し続けられないからです。不思議すぎる超絶高性能な電気仕かけのカラクリ人形を操る司令官が大脳ですが、弱点は休ませないと誤作動が甚だしくなることです。

寝不足による誤作動は、睡眠の役割を考えるとハッキリします。睡眠というのは、ただ休んでいるのではなく、脳の神経細胞の修復・ストレス調整・学習の整理・記憶の定着・

判断力の向上、という大脳のメンテナンスと、さらに免疫システムの強化・代謝機能やホルモンバランスの調整（↓㉟参照）・皮膚などの外見を整えるなどのカラダ全体の細胞修復と疲労回復の作業をおこなう時間でもあるからです。

一晩寝る、そこでこんなにもたくさんの作業をおこなって、健全な心身を保ち、ヒトとしてのパフォーマンスをキープすることに加えて、高血圧・糖尿病・うつ病・認知症・ガンなどあらゆる疾患のリスク回避のための備えもおこなうわけです。

睡眠は大切です。多忙を理由に、適当な気持ちで寝落ちや寝逃げで睡眠をおろそかにした生活を習慣化した結果、体調を崩してしまうケースは日常の診療の中でよく経験します。うつ病などのメンタルヘルス不調で休職する方は極めて多い（２０２２年厚労省調査で1カ月以上の休職労働者は全事業所の約1割に存在する）のです。そして復職しても半年から1年以内に再度休職する労働者も20～30％います。

うつ病やメンタルヘルスの不調の要因は睡眠障害だけではないのですが、その入り口である可能性は高いですし、入り込んでしまうと逃げ出せなくなる危険性もあるのです。睡眠にはきちんとした気持ちで真剣に取り組むべきです。

睡眠の調節は脳幹（後頭部の深いところ）という大脳と脊髄をつなぐ場所でおこないます。脳幹というのは詳しくみると、中脳・橋・延髄・間脳（視床下部・脳下垂体など）を合わせた部位で、生命維持に欠くことのできない自律機能（呼吸・循環・消化など生きるための機能）の最重要機関ですが、その働きは普段意識することはありません。

厳密にいえば、自律機能の中で呼吸以外は意識的に操作することは困難です。唯一、呼吸だけは深呼吸するなどして気持ちを整えるようなことができます。ヨガの呼吸法で自律神経を整えるのはよく知られています。

大脳は、読み書き、話す計算する判断するなどの高次の人間らしい行動を司る場所ですが、脳幹は、呼吸・循環の調整、姿勢を保持、覚醒・睡眠レベル調整などの、生きることを支え調整するための場所なのです。ですから、自分の意思だけでコントロールできない部分もあるのが睡眠です。

ヒトが進化してきたのは、大脳の発達があるからこそです。大脳が担う高度な情報処理をおこなうことのできる状態、これを覚醒といいます。簡単にいうと「起きている」状態です。しかも「頭が冴えてる」とき。

しかし大脳は長時間の連続作動に耐えられません。集中力が何時間も続かないのは経験していると思います。つまり覚醒し続けるのには限界があるのです。

そこで脳幹は、大脳を保護して最適な状態に管理するために、大脳の活動のモードを休止に切り替えるように進化しました。その休止モードが睡眠と考えられています。

要するに頭を使っていたら眠くなってしまった、そんな感じです。

休止モードでは自律神経系が交感神経から副交感神経へ優位性が移ります。その状態でカラダの様々な手入れがおこなわれるようになります。車でいえば定期点検の時間です。

覚醒から休止モードとなった大脳、つまり「寝た」状態では、まず大脳の鎮静化がおこなわれます。それから全体的に点検されて必要に応じて補修されます。このような状態はノンレム睡眠とよばれ、寝入りばなの数時間が相当すると考えられています。

ノンレム睡眠は熟睡である傾向が強い睡眠状態です。熟睡の程度は日頃の寝不足（蓄積することで睡眠負債とよばれます）の度合いによって埋め合わせるかのように自動的に決定されます。自分の意思でコントロールできません。

睡眠負債の解消のための睡眠の深さや必要な長さなどの調節も脳幹がおこなっています。このときに様々な睡眠に関するホルモンや神経伝達物質が関係してきます。これらについては次の不眠症のところでご説明します。

ちなみに睡眠負債はありますが、睡眠貯蓄はありません、つまり「寝だめ」はできません。ヒトは借金で首が回らないのが常なのです。

ノンレム睡眠は大脳の保護のための休止モードですが、それとは別にレム睡眠というモードがあります。レム睡眠はカラダの休息を優先させます。一方で大脳は活性化されます。レム睡眠の間に記憶の整理・定着がおこなわれたりするので、夢を見ているのはレム睡眠のときと考えられています。

ザックリいえば、ノンレム睡眠が数時間の後は、1単位（約90分）ごとに、浅めのノンレム睡眠とレム睡眠を組み合わせたような流れとなり、各単位の終わりに目覚めのタイミングとなる感じです。余談ですが、胎児は100％レム睡眠で、生まれてきてから少しずつノンレム睡眠が増えていくと考えられています。

睡眠は、このようにノンレム睡眠とレム睡眠が交互に巧みに組み合わされて、各々の役割を果たすように調整されながら、カラダをリセットしていくという、実に考えられたシステムでできています。

睡眠は、カラダの中と外の環境の変化に対応できるように、カラダを守るための作業でもあり、決しておろそかにすべきではありません。寝る間も惜しんで、仕事に打ち込むことが美徳とされてはいけないのです。仕事中にあくびが出たら、もう帰って寝てしまいましょう。ただし、許されるなら。

不眠症のメカニズム

不眠症の患者数は世界で数億人、世界や日本でも5人にひとりは睡眠に何らかの障害を抱えていると考えられています。不眠症は、入眠困難（寝つきが悪い）・中途覚醒（眠りが浅く途中で何度も目が覚める）・早朝覚醒（早朝に目覚めて二度寝できない）・熟睡障害（睡眠時間は確保しているが眠りが浅く満足感が得られない）などの種類があって、そのため日中に倦怠感や集中力低下などの心身の不調が出現して生活の質が低下する疾患です。

必要な睡眠時間には個人差があるので、例えば7時間寝ていないから不眠であるとはいえません。あくまでも日中の不調の原因となるほどの睡眠障害があるかが問題となります。大切なことは、正しい睡眠サイクル（ノンレム睡眠とレム睡眠）が確立されているかどうかです。

普段の覚醒した状態から眠ろうとして睡眠状態に入るまでの所要時間を睡眠潜時といいます。一般的な睡眠潜時は15分前後です。

ドラえもんの中でお昼寝大好きなのび太くんが眠りにつくまでの時間は0・93秒！早っ。5分以下なら重度の寝不足です。覚醒を維持するうえで重要な交感神経を維持できないほどの体調である、つまり過労である可能性があります。とすれば小学生ののび太くんは過労死寸前なのか、と心配になりますが、彼の睡眠潜時は1秒弱なので、これは睡眠ではなく失神（気絶）です。脳の血流が急激に低下した状態なのでメカニズムが違います。ドラえもんが、なんとかしてくれるから、そんな真面目に心配する必要ないと思いますけど。

失神（気絶）とは異なりますが、異常な睡眠潜時をもつ疾患が存在します。ナルコレプシー（narcolepsy）です。ナルコレプシーは通常眠ることがない状況下（歩行中や食事中など）で突然、睡眠発作が起こって倒れるように睡眠状態に入るというまれな疾患です。場所や状況に関係がないケースと、怒りや喜びなどの感情の変化で入眠してしまうケースがあり、後者はカタプレキシー（cataplexy 情動脱力発作）といいます。いずれも覚醒と睡眠のコントロールができない慢性の睡眠障害のひとつです。

この疾患の主な原因は、オレキシン（orexin）という神経伝達物質の障害です。神経伝達物質というのは、それぞれの神経細胞の末端にあるシナプスという情報交換場所で神経細胞同士の情報伝達をおこなう物質のことです。
失神（気絶）は脳血流の問題でしたが、睡眠障害はオレキシンのような神経伝達物質やホルモン（メラトニン）などの不具合が原因であることも多いのです。ですから様々な神経伝達物質やホルモンをコントロールできれば不眠症が克服できる可能性が高まります。オレキシンは覚醒を維持するための神経伝達物質ですから、オレキシンが働かないようにすることで自然に眠れます。

事実、現在最も新しい睡眠導入剤（入眠困難の方のための薬）としてオレキシン受容体拮抗薬は処方されております。この作用機序は、従来盛んに処方されていた非生理的な睡眠を起こすベンゾジアゼピン類（以下ベンゾ系）等（ハルシオン・マイスリーなどが有名）の睡眠導入剤とは全く異なるものです。

ベンゾ系の睡眠ではＧＡＢＡを介して大脳の神経活動をかなり強引に制御しているからです。ＧＡＢＡ（gamma-aminobutyricacid ガンマアミノ酪酸）は交感神経の興奮を抑えて精神の安定に関与する神経伝達物質です。ベンゾ系は、このＧＡＢＡの働きを強化して、精神安定・不安やストレス軽減・筋弛緩や抗痙攣などの作用とともに睡眠を促進しています。

しかしＧＡＢＡの使用は睡眠だけの機能を強調するだけではないことが大きな問題です。事実、ベンゾ系の代表選手トリアゾラム（ハルシオン）は、高い依存性と中止後の離脱症状（やめると妄想やうつ状態）・攻撃的な行動・健忘などの副作用のため英国では

1991年に使用禁止となっています。

長期連用することで認知機能の低下を起こすという報告もありますから、ベンゾ系を連用されている方は、即刻主治医と相談して減量・中止やオレキシン受容体拮抗薬のような自然な睡眠を促す薬剤への変更を考えるべきです。

GABAのようにホルモン以外で睡眠に関与する物質を睡眠物質といいます。睡眠物質は自然な睡眠を誘発・維持する内因性（自身のカラダから産生される）物質の総称です。睡眠物質は多数ありますが、一部紹介すると睡眠を促進させるアデノシン・セロトニンなどがあります。

アデノシンはATP（↓②参照）の残骸で、活発な活動（運動や知的な作業など）で増えると眠気を引き起こします。日中に運動すると良い睡眠がとれる理由のひとつです。カフェインはこのアデノシンを効きにくくするので、眠気を覚まします。

セロトニンはドーパミンなどの神経伝達物質を制御して興奮を鎮めます。ドーパミンは中脳でつくられる神経伝達物質で、覚醒を促進し快感を呼び起こします。睡眠ホルモンであるメラトニンの原料にもなります。

少し脱線しますが、ドーパミン（やる気と集中力）・セロトニン（安心と幸福感）にオキシトシン（愛情や信頼）を加えて幸せの3大ホルモンといわれます。

が、しかし本当のホルモン（↓㉟参照）はオキシトシン（視床下部後葉から分泌）だけで、あとは神経伝達物質です。ホルモンは血液循環で全身に作用をします。オキシトシンはスキンシップや愛情表現によって分泌が活発になり恋愛・出産・授乳などに大きく影響するのです。神経伝達物質は局所のシナプスだけで作用します。

いずれも良い睡眠には、心身の安定が必要であるので、神経伝達物質を含めたこれらの「幸せ3大ホルモン」が熟睡には大切な要素であるのは間違いありません。

他にも神経伝達物質ヒスタミンは脳の覚醒の維持や調整に関わっている成分です。そのヒスタミンの作用を抑える成分であるジフェンヒドラミン塩酸塩は睡眠改善薬として市販されています。

オキシトシン以外の睡眠に関与するホルモンがメラトニンです。メラトニンは睡眠と覚醒のリズムを調整する脳の松果体から分泌されるホルモンです。朝、光を浴びると分泌が激減します。それから約15時間後に再び分泌が増えて、その2~3時間後にピークとなります。睡眠ホルモンとよばれており、深部体温（カラダの内部の体温のこと）を下げて気持ちを落ち着かせ睡眠を促します。

余談ですが、入眠前に適温で入浴すると熟睡できる効果があります。入浴によって深部体温が一時的に上昇しますが、体温は上がるとそれを下げようと自律神経が働くため眠気が強くなるという仕組みで、これをホットスプリング効果といいます。眠たくないときはぜひお試しください。

夜間の明るい光はメラトニンの分泌を減少させるため不眠の原因となります。また加齢に伴いメラトニンの分泌は減少するので睡眠時間も減少する傾向があります。メラトニンのように、ヒトには精神やカラダの規則的・周期的な変化があり、これを概日《がいじつ》リズム（サーカディアンリズム）とよびます。

概日リズムは、地球の昼夜変化に適応するため1日24時間を基本とした時間依存性の調節方式です。いわゆる体内時計のことです。体内時計は本当に脳（視床下部の視交叉《しこうさ》上核《じょうかく》）に存在しますが、脳にあるのは中枢時計といいます。

さらに、各臓器や組織などカラダのほぼすべての細胞（時計遺伝子というのがあります）にも末梢時計があり中枢時計と常に同期されているのです。スマホの操作がクラウドで同期してPCと連動しているかのごとくです。

中枢時計は光、末梢時計は食事、でリセットされると考えられています。サーカディアンリズムによって血圧・体温・ホルモンなどの恒常性維持をはじめとしたあらゆる生命活動の調整が成立しています。

もちろん睡眠も同様です。メラトニンの作用を引き起こす処方薬はありますが、メラトニンそのものはホルモン剤であり日本では一般の製造販売は禁止されています。

睡眠関連のサプリメント（↓⑬参照）は、他のサプリメントと同様しっかり情報を吟味して使用すべきです。睡眠関連のサプリメントやトクホ（↓㊴参照）に推奨する意義はあまり感じません。

なぜなら睡眠というのはこれまで述べてきたように、わからないことの多い分野のひとつで個人差が強いからです。適度な運動にバランスの良い食品を摂取することが大切であると、ここでもいわざるをえません。不眠症と感じたらまず専門医に相談することがマストだと思います。

一般的に早起きが得意な朝型・夜ふかし好きな夜型が存在しますが、遺伝子レベルではぼ決まっているので、無理な早起きや夜ふかしは睡眠負債となりやすいです。朝型のヒトのサーカディアンリズムは24時間より短めで、夜型は長めに設定されています。

睡眠時間が6時間未満でも活動的で日中の眠気や行動の制限や影響を受けないヒトをショートスリーパーとよびます。有名なショートスリーパーは多数います。ナポレオン、エジソン、モーツァルト、レオナルド・ダ・ヴィンチ、他にも明石家《あかしや》さんまさんなど。ただ眠気を感じていないだけの自称が多いのではないかともいわれており微妙です。

その逆で、睡眠時間が長いロングスリーパー（10時間以上）もいます。アインシュタインは有名ですが、ロングスリーパーは体質的な部分が多いので、睡眠はカラダが足りていると感じているときは、それ以上寝られないようになっています。スマホの過充電のようなものです。それでも寝続けられる場合もあるのですが、それは何かしらの理由（過労など）か、特殊な疾患の可能性があります。そのひとつがクライネ＝レビン症候群（Kleine-Levin syndrome 反復性過眠症）、別名眠り姫症候群です。なんとなくカワイイ感じですが、過眠期が不定期に訪れてきて20時間近く眠り続けてしまう疾患です。１００万人にひとりと極めて稀で、その原因は全くの謎ですが年齢とともに自然寛解します。

とにかくロングもショートも個人差の範囲内です。大切なことは睡眠時間だけで良質な睡眠と判断することはできないということです。前述のように、レム睡眠とノンレム睡眠にはそれぞれの役目があるので、それらのサイクルがしっかりと充分な時間をかけて確立できた睡眠こそが、良質な睡眠であるのです。

寝不足の健康負債をつくらないための十カ条

睡眠負債をつくらない良質な睡眠の鍵となる方法をご紹介します。参考にして試してみていただきたいです。

一　寝る場所と生活する場所を別々にする
二　眠たくなるまで寝床に行かない
三　眠れないなら寝床から出る
四　寝床では寝ること以外の行動はおこなわない（寝酒・読書・スマホ）
五　ホットスプリング効果（就寝2時間前・適温の入浴で深部体温を上げておく）
六　睡眠支度は今日の決算と明日以降の準備（寝巻き・日記・なんとかなるさと考える）
七　寝具（体格に合った枕など）と寝床の環境（室温や明るさ）を整える
八　朝、とにかく光を浴びる（メラトニンのリセット）
九　朝食は必ずとる、少なくとも朝ごはんっぽいものを口にして朝を認識

十　睡眠障害を自覚したら早めに専門医へ相談

充分な睡眠時間（7時間）は大切ですが、寝入りばなの1セット目の約90分のノンレム睡眠は特に大切にしてください。休息・頭と気持ちの整理整頓・免疫とホルモンバランスの調整など睡眠負債を返済する重要な時間です。

●睡眠は生命活動を継続するための必須条件
●不眠症のメカニズム
●寝不足の健康負債をつくらないための十カ条

第七章　健康長寿への必要条件

㊷認知症

65歳以上の5人にひとりに認知症リスク

世界の平均年齢は31歳。日本の平均年齢は50歳で世界第3位。1位はモナコ公国の57歳（CIA2024年版データ）。100歳を超えた日本人は9万人以上もおられます。65歳以上の人口割合は米国16%・EU20%、日本は29%。これは世界第2位です。平均寿命は男女とも80歳を超えた世界トップクラスの超高齢化社会が日本です。

2025年には、人口の約30%（約3600万人）は65歳以上、そのうちの20%（約700万人）が認知症であろうと予測されています。

つまり65歳以上の日本人のなんと5人にひとりが認知症であるということになります。認知症の予備群である軽度認知症（MCI =Mild Cognitive Impairment）は約400万人いるので、認知機能に問題を抱える日本人はおよそ1000万人を超えてしまいます。MCIを含めた認知症は50歳代から発症する可能性があり、85歳以上になると半数が認知症ともいわれます。

認知機能の定義を改めて確認しておきます。認知機能とは、記憶・決定・理由付け・実行に障害があること、具体的には、同じことを繰り返す・置き忘れ・無気力・外出しない・探し物が見つからないなどです。

認知症の原因は、アルツハイマー型・遺伝性アルツハイマー病・レビー小体型認知症・血管性（脳梗塞／脳出血）認知症に分かれます。

遺伝性（家族性）で両親のどちらかがそうである場合、その子供は50％の確率で発症し、50歳代の若年で発症して進行が早いのが特徴です。

老人が記憶できなくなるのは老化現象以外のなにものでもないと信じられていました。

１９０６年ドイツの精神科医アロイス・アルツハイマーは、51歳の妄想や高度記憶障害の女性患者の脳を病理解剖して何らかの物質が斑状に集まっているのを発見して、これを老人斑と名付けました。これがアルツハイマー病患者の第1例目です。

しかし、その研究が進展したのはそれから80年後のことです。

老人斑はアミロイドβ（Ａベータ）が排除されずに蓄積したものであることをロンドン大学教授ジョン・ハーディが発見（Ａベータ仮説）。Ａベータは正常な脳内でつくられた蛋白質の分解産物ですが、通常は脳内のゴミとして早い段階で分解され排除されます。

排除されずに蓄積したＡベータは脳細胞を傷めて死滅させたり、脳の血管を傷つけることもあります。脳細胞が死滅することにより記憶障害などの認知機能の低下を招くのです。

Ａベータの蓄積は発症の10～20年前から始まっているので、発症してからの治療では手遅れです。Ａベータに対するワクチン療法は失敗しましたが、発症前からおこなう抗体療法が現時点では最も有力な治療法です。根治させる特効薬はまだありません。

Ａベータ以外にもタウ（Tau）タンパク質が異常に蓄積すると脳神経を障害して認知機能障害などの症状をきたすこと（Tauopathy）もわかってきて研究が進んでいます。診断を確定するにあたって陽電子放射断層撮影装置（ＰＥＴ）など画像診断を利用する方法も確立されつつあり、世界初の進行を遅らせる薬剤（レカネマブ）の保険適用など、今後の開発に期待したいです。

家族性アルツハイマー型認知症の場合、40～50歳代での発症も珍しくない家系です。その発症リスクを調べるＡＰＯＥ遺伝子検査（保険適用外）検査で、変異遺伝子があるとリスクは高いといわれていますが、必ず発症するわけではありません。他の遺伝病も同様ですが、家族歴は将来の自分にとって非常に有用な情報です。（↓㊺参照）

レビー小体型認知症は認知症の２割程度でアルツハイマー病に次いで多いとされています。病名の通りレビー小体という異常蛋白質が脳にみられます。

認知機能の低下するときと良いときの変動がある、幻視や幻聴、動作が遅いことやバランス感覚の低下、眩暈《めまい》・失神・嚥下《えんげ》障害など、多彩な症状があります。原因もはっきりしていないので症状に応じた治療で対応するしかありません。

血管性（脳梗塞／脳出血）認知症は、血流が障害された脳の部位によって様々な症状が現れます。完治というより症状に応じたリハビリと再発予防が治療の基本となります。

ＭＣＩ（軽度認知症）は記憶や判断で衰えがあるものの、日常生活に支障はありません。認知症が完成されてしまえば、もはや打つ手はありませんが、このＭＣＩの段階から生活習慣を見直してギアチェンジしていくことが大切です。

認知症を予防したり遅らせたりすることは日頃の習慣で可能なのです。エビデンスのある具体的な予防策を少し書いておきます。

運動習慣が認知症を防ぐ

予防法のひとつ目。それは**習慣的な運動**です。運動をすることでＡベータの蓄積は少なくなることは明らかなエビデンスがあります。また手足や体幹の筋力低下が行動範囲を狭くして脳への刺激が少なくなるからです。カラダを動かすことは、風邪をひいたなどの体調が悪いとき以外は、どんなことがあっても歯を食いしばって頑張ることです。部屋の中で軽い体操程度で充分です。

外来で診療していると、よく気候が良くなったら、とかいって動かない方がいらっしゃいますが、日本の気候は良いときのほうが少ないから、むしろインドアでストレッチや軽い筋トレを日課にするほうが長続きすると思います。要介護状態を防ぎ健康寿命を延ばしたいのであれば、「運動・食・社会参加」の３つは必要条件です。

認知機能の改善は可能

2つ目、**アルコール**は飲まない。アルコール依存の方は脳萎縮が顕著でリスクが高いです。

3つ目、**煙草**。動脈硬化や血管障害のため脳梗塞・心筋梗塞のリスク大です。

4つ目、**学習**すること。新しいことに興味をもって何かに取り組む姿勢が大切な習慣です。

脳を刺激する生活で脳そのものを鍛え続けることです。考えること・記憶すること・判断すること・文章（日記など）を書くことなどです。趣味を持ち、目標を掲げる、そんなことは、いつから始めてもよいのです。

5つ目、**社会との関わり**をもって、脳への刺激を維持すべきです。周囲からのコミュニケーションから軽度の認知機能の低下も自覚できるからです。

6つ目、**難聴**は社会との関わりが減少する傾向になるので、補聴器の調整などは考慮すべき対策のひとつと思われます。

7つ目、肥満はすべての大敵ですが、**食**を含む生活習慣の改善で対応すべきです。まずは毎日、**体重測定**（↓⑬参照）することがスタートです。

8つ目、**糖尿病**は生活習慣の改善（特に食生活）と投薬治療で充分コントロール可能です。

９つ目、**高血圧**の方は５０００万人近くいます。全身の臓器障害の基礎疾患として最多ですが、最適なクスリの選択でコントロールすれば問題解決可能です。毎日の血圧測定が大切な生活習慣です。

最後に。脳からの指令を伝える運動神経と外部の情報を脳に伝える感覚神経を鍛えておくことも大切です。顔と手はカラダの中でこれら2タイプの神経が集中しますので、毎日少しでも構わないので顔を手でつまんだりマッサージしたりしておくのがオススメです。脳という発電所とそこをつなぐ電線のような関係にあるからです。

●65歳以上の５人にひとりに認知症リスク
●運動習慣が認知症を防ぐ
●認知機能の改善は日頃の習慣で可能

㊸サルコペニアとフレイル

動けるなら動きましょう、動けなくならないように

サルコペニアとは筋肉の衰えという専門用語です（ロコモティブ・シンドロームもほぼ同義）。

加齢に伴い基礎代謝も減ると必然的に食欲が落ちて低栄養となります。そこに運動不足が加わることで筋肉量が減りサルコペニアとなります。そこからカラダ的な要素だけではなく精神的や社会的にさらに衰えた状態になると、フレイル（要介護への準備）と呼ばれる状態です。そして寝たきり、その果ては老衰です。

フレイルの条件は次の5項目です。

1　体重減少（何もせずになぜか1年で5kg減ったなど）

2　疲れやすい（めんどくさい）

3　活動の低下（座ったままが楽、外出したくない）
4　筋力低下（握る力が弱くなった）
5　歩行速度低下（ゆっくり歩かざるをえない）

サルコペニアは、すなわち動かないから筋肉が衰えてしまう、すべてはそこからスタートします。様々な要素の多変量解析によって、実はサルコペニアに食事はあまり関係ないという報告が多いのです。蛋白質が不足するから筋力が衰えるというのは、結果論でサルコペニアの始まりは圧倒的に運動不足です。

動かないヒトには理由があるのでしょうか？　じっと動かない動物には理由があります。ハシビロコウは世界一動かない鳥です。獲物から気配を消すために。その獲物は肺魚といって、エラ呼吸と肺呼吸する魚なのでたまーに（数時間）しか水面に出てこないから、動かないで待つのです。ナマケモノも世界一動かない哺乳類で有名ですが、食事は1日に葉っぱ（セクロピア）数枚程度です。動かないことで極限までエネルギーロスを防いでいます。それぞれにそんな、動く必要のない理由があるのです。

自宅のテレビの前でエアコン全開で快適な生活も、たまにはいいです。30分以上座ったままだと、血流速度が7割低下してドロドロの血液となり脳梗塞や心筋梗塞を生み出す原因にもなるし、筋力低下による慢性腰痛や骨粗鬆症、そしてうつむき姿勢による肩こり、痔にもなりやすくなります。

デスクワークはｄｅｔｈ（死）クワークと言い換えることもできます。とある会社では立ったまま会議をおこなうことで、意見も活発化して短い時間で会議が終了するようになり、効率も良くなったらしいです。

抗重力筋や体幹筋を重点的に鍛える

加齢（60歳以上です）によって衰える筋肉は、姿勢を保つ・立つ・歩くなどの日常的なあたりまえの動作に関係する筋肉で、そのような筋肉を抗重力筋といいます。立っている・座っているだけで、常に緊張し続けているので疲労しやすい筋肉です。

抗重力筋が弱ると重力に対して正しい姿勢が保てなくなり、立ち上がりにくくなるし、歩くのも、カラダを動かすのも、イヤになってきます。

腰の背中側には、脊柱起立筋《せきちゅうきりつきん》（棘筋《きょくきん》・最長筋《さいちょうきん》・腸肋筋《ちょうろくきん》）
腰の腹部側には、大腰筋《だいようきん》と小腰筋
腹部の腹筋群
臀部の大臀筋《だいでんきん》・腸腰筋《ちょうようきん》
大腿は大腿四頭筋《だいたいしとうきん》
下腿は下腿三頭筋《かたいさんとうきん》と前脛骨筋《ぜんけいこつきん》

このような筋肉群をできるだけ積極的に鍛えることがとっても大切です。

ウォーキングや家事で動き回るから大丈夫と思っていても、隙間のちょっとした時間に、軽い気持ちで、スクワットやダイアゴナル（両手と膝立ちで四つん這いになって対角線で手足を地面と平行にする）やモモ上げなんてことをやってみましょう。

ストレッチ・ヨガなどスマホにもたくさんの動画配信があるので便利です。ぜひ、日課に取り入れるようにしてください。

　水曜日は筋トレの日、月曜日と木曜日はストレッチの日のように決めておく（自分はこの曜日をそう決めているし、エレベーターもほぼ使用しない）のも良いです。週に一度でも構いません。継続こそ力なり、継続しなければ効果を実感できません。

　時々立ちながらとか、浅めのスクワットや足踏み、骨粗鬆症予防の奥義、かかと落とし（つま先立ちからストンとかかとを床に落とすことで骨に刺激を与える運動）とか。

　一番のオススメはスタンディングデスクです。わざわざ買わなくも、普通の作業机の上に大きめのダンボールをのせたら完成します。立ち続けるのが辛いなら、少し大きめのバランスボールに座りましょう。バランスボールは、抗重力筋のような体幹の筋力バランスを自然と整えてくれます。腰痛持ちの方には特にオススメです。

　体幹の筋肉は表面的にはほとんど見えないけれど背骨と骨盤にわたる大きくて長い筋肉群（大腰筋・小腰筋・最長筋・棘筋・腸肋筋など）です。これらを整えると腰痛もウソのように軽くなりますし、転びにくくなります。フレイル予防の筋トレは、体幹を鍛え、そして脚を鍛えておけば安心です。手や腕の筋肉は自然と使うのであまり心配ないから後回しでで充分。

骨粗鬆症で整形外科に通っている方は多いです。骨は絶えずつくられて（骨芽細胞が骨形成する）壊されて（破骨細胞が古い骨を吸収する）いますが、日光を浴びることと運動の刺激がないとそのサイクルは促進されにくくなります。外に出て歩きましょう。

ヒトの骨の数は２０６ありますが、その4分の１（26個）は足にあります。ちなみに足の筋肉は19、関節は33、それらを繋《つな》ぐ靭帯はなんと１０７もあります。

何はともあれ、とにかく動きましょう。立ちましょう。そして歩きましょう。Sitting is killing（座ることはあなたを殺す）。食べ物で骨粗鬆症を予防するならば、リンを多く含む食品群は骨の構成成分であるカルシウムの働きを邪魔するので最小限にすべきです。

インスタント麺、スナック菓子、ジュース、加工品（ハム、ソーセージ）、練り物（かまぼこ、ちくわ）などの超加工食品は控えめにしておきたいです。

筋肉と同様に骨・口・ノドにも刺激を与える

カラダだけではなく口やノドの筋力低下（オーラルフレイル）にも気をつけたいです。オーラルフレイルの予防は大切です。話すことが少ないと舌の動きが衰えてしまい、咀《そ》嚼《しゃく》（噛むこと）や嚥《えん》下《げ》（飲み込むこと）の機能低下にも影響します。

舌は味覚という感覚と咀嚼・嚥下という運動の両方に関係していますので、ひとりでいるときでも、話す、声を出す、歌を歌う、唾を飲み込む、舌を突き出す、など日頃から意識的に鍛えておきたいです。

表情筋も訓練しないと衰えます。鏡の前では口角を上げて大げさな笑顔をつくってみましょう。時には変顔の練習もしておくと、いざというとき役に立つかもしれません。マジメに言ってますよ。

●動けるなら動きましょう、動けなくならないように
●抗重力筋や体幹筋を重点的に鍛える
●筋肉と同様に骨・口・ノドにも刺激を与える

㊹発ガン性

原因は何らかの理由で生じた遺伝子のミスプリントによる突然変異

「発ガン性がある」と判定されること。これは、ある程度の長期間にわたって摂取し続け

ることによってガンの発生率を高めたり、ガンの発生時期を早めたりする作用をもつ物質のことです。

原因物質のおよそ8割は化学物質（食べ物だったり環境だったり）で残りの2割はウイルス・細菌・放射線などと考えられています。

ガンの発生過程の詳細は今でも研究段階ではありますが、それなりにわかってきていることもあります。

ヒトは多数の細胞のかたまりです。それら細胞にはそれぞれ寿命があります。ヒトは役目を終えて死んでしまう細胞の代わりの細胞を常に準備しています。新しい細胞への世代交代です。

そういった新陳代謝を繰り返すことでカラダの恒常性（いつもと同じ生活）を維持し続けることが可能となります。

正常な細胞は、抜群のタイミングで遺伝子情報（↓㊺参照）を正確にコピーしますが、「何らかの理由」で遺伝情報が障害を受けてコピーにミスプリント（遺伝子の突然変異）が起こってしまうと、遺伝情報コピーのタイミングや品質のチグハグな細胞が生まれます。この場合の「何らかの理由」こそが、発ガン性とよばれる部分です。

この最初の過程はイニシエーションとよばれます。

信じがたいことですが、このような遺伝子の傷によるミスプリント（イニシエーション）は毎日何万も生じていると考えられています。異常事態であるイニシエーションをすぐさま発見して、この細胞を完全に修復するか、もしくはつぶして、なくしてしまえば再びカラダの平和（恒常性）を保てます。

幸いにも細胞の遺伝子は傷を自分で修復したり、異常を感じとって自ら死滅（アポトーシスという）したりして異常細胞の増殖を阻止する機能（防御機能）を有しています。

しかし「何らかの理由」で生じてしまった遺伝子のミスプリントによる突然変異、つまりイニシエーションの制御をし損なったり制御そのものが追いつかなかったりする事態に陥りますと一大事です。

つまり、傷ついてミスプリントされた遺伝子を持つ突然変異細胞が、他の今までの正常な細胞より生存するうえで有利であった場合、新しい特徴のガン細胞の誕生となってしまいます。

ガン細胞の無秩序な異常増殖がさらに「何らかの理由2」で促進される

このように、イニシエーションと防御機能の失策によって、突然変異細胞が新しく生存権を獲得してしまうと、ここぞとばかりに勝手気ままな異常増殖を始めます。ガン細胞の無秩序な異常増殖が、さらに「何らかの理由2」で促進される、この過程はプロモーションとよばれます。イニシエーション（ガン細胞誕生）を引き起こす「何らかの理由」と、プロモーション（増殖促進）を引き起こす「何らかの理由2」で、さらにガン細胞は増殖し続けます。

この「何らかの理由」はプロモーションも同時に引き起こすことが多いので最強最悪な物質です。

イニシエーションでDNAが損傷を受けて、プロモーションで増殖を続けるガン細胞は、その後さらなる遺伝子変異が起こり増殖能力の強化と他臓器への転移能力を併せ持つことで悪性化が完成され、その状態はプログレッションといわれています。

悪性化を完成させるプログレッションを引き起こすものが「何らかの理由3」です。

確認されたもしくは未確認の化学物質・免疫系・DNAなどが複雑に関係

このような3段ロケットのような発ガンのメカニズムには、いまだに不明な点が多くあります。なぜなら発ガンのプロセス（イニシエーション・プロモーション・プログレッション）全体を通して、複数のDNA・様々な化学物質、さらに確認されているもしくは未確認の免疫系などが極めて複雑に関係しているからです。

従来の抗ガン剤は、おもにガン細胞の増殖過程でDNAやRNAの合成を阻害して効果を発揮しますが、最近のトレンドである抗ガン剤の分子標的薬や免疫チェックポイント阻害薬は、ヒトの免疫のシステムからガンを退治します。今後も、どのような仕組みで対抗していくか、研究成果に期待したいです。

国際ガン研究機関（ＩＡＲＣ＝International Agency for Research on Cancer）は、ＷＨＯのガン専門機関で発ガン原因の特定やメカニズムの解明と解決戦略をおこないます。

ヒトの疫学的研究（疫学的研究）・動物実験による発ガン性（生物学的研究）・発ガン性物質としての主要な特性を示すかどうかの３点から、１０００以上の要因を総合的に発ガン性の証拠の強さを４段階で評価しています。

あくまでも証拠の強さであり、発ガン性そのものの強さや重篤性を表す指標ではありませんが、参考資料にはなりえます。

グループ１　発ガン性の十分な証拠がある場合（発ガン性あり）１２８要因

グループ２Ａ　発ガン性の限定的な証拠（おそらく発ガン性あり）95要因

グループ２Ｂ　発ガン性の限定的な証拠（発ガン性がある可能性あり）３２３要因

グループ３　発ガン性の証拠がない（発ガン性に分類できない）５００要因

最も発ガン性の証拠が強いとしているグループ１の主なものは、放射線／電磁波／紫外線などの目に見えないもの／ヘリコバクターピロリ（胃ガン）／ヒトパピローマウイルス（子宮頸ガン）／B型C型肝炎ウイルス（肝ガン）などの感染症／煙草（受動喫煙含む）／アルコール／加工肉などの食材等多岐にわたります。

●原因は「何らかの理由」で生じた遺伝子ミスプリントによる突然変異

●ガン細胞の無秩序な異常増殖がさらに「何らかの理由2」で促進される
●確認されたもしくは未確認の化学物質・免疫系・ＤＮＡなどが複雑に関係

㊺遺伝子検査

すべての塩基配列をゲノムといいそのうち蛋白質をつくる部分が遺伝子

すべての細胞の中には、核があって、核の中には長いヒモのような染色体があります。染色体は、父親から23本、母親から23本、それぞれセットで受け取っており合計23組46本あります。これら46本のヒモ状染色体の一本一本がＤＮＡ（デオキシリボ核酸）という物質でできています。

父からの染色体23本上のＤＮＡと母からの染色体23本上のＤＮＡは、一本一本がハシゴのように並行に並んでいて、そのハシゴを捻った形で安定します。捻った2本のハシゴはヒストンという蛋白質に張り付いて染色体の中で折りたたまれ保護されるように存在しています。ＤＮＡの二重螺旋《らせん》構造です。

一本の染色体上のＤＮＡは、アデニン（Ａ）・グアニン（Ｇ）・シトシン（Ｃ）・チミン（Ｔ）というたった4種類のパーツ（塩基という）が1列に規則正しく、しかし大量に並んで構成されています。この配列がいわゆる遺伝子の情報です。

ＡとＴ、ＧとＣが結合するルールがあって、それぞれを塩基対といいます。ハシゴの片方にＡＴＧＣＴＣＧＡと塩基が並んでいるＤＮＡでしたら、もう一方のハシゴの塩基はＴＡＣＧＡＧＣＴと並ぶＤＮＡとなります。実際にはこの塩基配列はもっと延々と長く続きます。ＤＮＡの一本の塩基配列ともう一本は同じ情報の裏返しなのですが、一本が破壊されても、もう片方が残されていることで遺伝情報はより安全に受け継がれる仕組みです。

ＤＮＡのハシゴに並んだこれらすべての塩基配列の情報のことをゲノム（genome）といいます。ヒトのゲノムだからヒトゲノムとよばれます。ヒトゲノムの塩基配列は約30億対で構成されています。つまり一本のＤＮＡ上には約30億もの塩基（アデニンとかの４種類）が、ずらっと並んでいます。それが向かい合わせで2本あり、この2本のＤＮＡのハシゴが捻られて（ＤＮＡの二重螺旋構造）ヒストン蛋白に接着安定し染色体に収まるのです。

約30億対の塩基配列のうち蛋白質をつくる配列の部分、これが遺伝子（gene）です。このgeneが、染色体内ののＤＮＡにはすべての遺伝子情報が刻み込まれている、すなわち生命の設計図といわれる所以です。したがってヒトゲノム（約30億対すべての塩基配列）には、遺伝子の部分（蛋白質をつくる塩基配列）と、それ以外の塩基配列の部分で成り立つということです。

２００３年にヒトの全ゲノム解析が完了しました。つまりヒトのＤＮＡの塩基配列は全て判明しています。蛋白質合成に関する遺伝子部分については、現時点（２０２５年）で２万から２万５千ほど確認されています。全ゲノム配列が判明したとはいえ、実は蛋白質をつくる遺伝子以外はほとんどわかっていません。これからの新しい知見が、謎だらけの生命システムを理解する助けになり、病気の原因や老化を解明して治療や健康増進などに結びついてくれることを期待します。

ＤＮＡ上のゲノムである約30億対の塩基配列がその機能を発揮するためには、その塩基配列を転写（コピー）して取り出してきたら初めて蛋白合成に利用可能な状態となります。このコピーする仕事をたゆまなく実行する物質がｍＲＮＡ（メッセンジャーＲＮＡ）です。このゲノムの遺伝子情報をコピーしたｍＲＮＡをｍＲＮＡ前駆体といいます。ｍＲＮＡ前駆体が蛋白質の合成をおこなうことでその遺伝子がもつの特別な作用を起こせるようになります。ｍＲＮＡ前駆体がＤＮＡの文字通りメッセンジャーとなります。

ｍＲＮＡ前駆体上で特定の蛋白質に翻訳される遺伝情報がコードされている部分をエキソン（翻訳配列 exon）領域といいます。実はエキソンはｍＲＮＡ前駆体の２％くらいしかありません。それ以外の遺伝情報がコードされていない98％の部分はイントロン（介在配列 intron）といいます。つまりｍＲＮＡ前駆体はエキソンとイントロンが混在している未成熟な状態です。

そこで今度は、不要なイントロンを取り除きエキソンだけを正確に繋ぎ合わせる作業が必要となります。これはスプライシング（splicing）という選択反応で、これが特定の蛋白質合成のためには大変重要な段階となります。このスプライシングがうまくいかないと、異常な蛋白質が合成されて病気の一因となりえます。

スプライシングが完成したmＲＮＡ前駆体は成熟mＲＮＡとなります。成熟mＲＮＡとなったら今度は核の外に出ていきます。そこで目的である特定の蛋白質をつくる作業に入ります。この蛋白質の合成という作業は核の外の細胞質という部分でおこなわれます。

スプライシングで切り捨てられてしまったイントロン。その働きは蛋白質合成ではないから無駄な部分と思われています。それなのに進化の過程で根絶されることなく確実に受け継がれています。種を保存するためや、生存するための大切な情報があるらしいことが少しずつ解明されつつありますが、まだ未知数です。

近年、イントロンがこのスプライシング調節をおこなっているらしいことがわかってきて、空腹（飢餓）やストレスなどがそのきっかけともいわれています。特に栄養飢餓では、イントロンが発動して余計な蛋白質合成を抑制することでエネルギーを節約する、という報告もあります。

1個の受精卵が細胞分裂によって最終的に約37兆個の細胞に増殖したのが私たちです。現在でもヒトの細胞の正確な数はわかっていませんが、それでもすべての細胞は同一のゲノムであることはわかっています。なぜならスタートはたったひとつの受精卵なのですから。
全ゲノム解析（全ゲノムシーケンス）といわれているのは、そうした染色体の中のDNAにおける塩基配列を詳しくみることです。ゲノム解析が完了したといいますが、それでも単純に約30億対の塩基配列と蛋白質合成している塩基配列（遺伝子）など一部の機能しかわかっていないのが実情です。

ゲノム中の約0・1％程度の塩基配列の違いが個人の遺伝的な違いである

全ゲノム解析は、ヒトの設計図であるすべての塩基配列を調べる検査です。にわかに信じ難いのですが約30億対といわれるゲノム中の約0・1％程度の塩基配列の違いが、個人の遺伝的な違いである、ということです。逆にいえば、それ以外の99・9％の遺伝子はみな、同じで共通なのです。

それぞれ個人の全ゲノム解析をすれば、文字通りすべてのゲノムを検査することなので、発病前の病気の発見や新しい薬の開発などの対ガン戦略を探るカギとなります。これはガンだけに限らず難病の原因・治療にも寄与できるようになるかもしれません。

これまでのガン治療薬はいわゆる抗ガン剤を使用してガン細胞のみではなく、他の正常な全身の細胞や臓器に対しても影響を及ぼして重篤な副作用（吐気・腎障害・骨髄抑制など）を引き起こすことがありました。その副作用を抑えるための対症的な副作用軽減薬などの開発も進んでいますが、完全には抑えられません。

そのため、現在はこれら従来の抗ガン剤に加えて、ガンの遺伝子変異を個別に明らかにして治療に反映するという夢のような試みがおこなわれています。

ガンの遺伝子情報に基づき、ガンの個別治療をおこなうことをガンゲノム医療といいます。すべての医療機関でできる医療ではありませんが、厚生労働省が指定する全国13カ所のガンゲノム医療中核拠点病院を中心に、連携する施設は400以上に増えています。

ガンゲノム医療は健康保険適用可能なものと自費診療があります。そのうちの薬のひとつにコンパニオン診断薬（数個の遺伝子変異がチェック可能）というものがあり、保険収載（健康保険が適用されること）されている分子標的薬が使用可能かどうかの診断のためにおこなわれます。

コンパニオン検査でガン遺伝子に変異が確認された場合、対応する分子標的薬が使用されます。しかし、分子標的薬が使用できるタイプのガン細胞はその薬に対して自らを変異させて対抗（薬剤耐性といいます）して生き延びようとします。それが遺伝子レベルでも100％退治できないガン治療の難しいところです。

通常の抗ガン剤やコンパニオン診断薬でも治療がかなわないのであれば、最後にガン遺伝子パネル検査（ガンゲノムプロファイリング検査 comprehensive genomic profiling／CGP検査）があります。これは、ガンに関連することがわかっているあらゆる遺伝子を検査することです。現時点で治療が不可能な遺伝子変異も含めて検査されます。

採取されたガンの組織や血液検査などを用いて次世代シークエンサー解析装置等を使用して多数の遺伝子（数十から数百）を同時に調べ、遺伝子の変異・コピー数変化・構造変化などによって効果の期待できる薬の使用が検討されます。CGP検査の対象患者（標準治療終了後で治療法がないなど）や、その検査可能な機関などには一定の条件がありますが一部は保険適用（2025年時点で5種類）されています。

CGP検査は生涯で1回しか算定できませんので検査の選択には慎重にならざるをえません。変異遺伝子は500個ほど判明していて、診断や治療（分子標的薬や治験薬への参加）に役立っていますが、それでも全ゲノムの0・02％程度をみているにすぎません。

ガンや難病の全ゲノム解析の研究は世界規模で現在急速に進んできており、その成果が期待されています。最近の報告では、ガンの発生過程には数千もの遺伝子変異の組み合わせが関与し、その成長の加速度のちがいには平均4〜5種類の変異があるとされています。

さらには加齢そのものが遺伝子変異の多さに関係していること、また煙草由来の発ガン物質が腎細胞ガンの原因と関与する可能性が示唆されたり、日本人独自の未知の発ガン要因の発見、など多数あります。今後、環境や化学物質・食品など、どのような原因に発ガン性（→㊹参照）があって、さらにその治療や予防法が開発されることを願います。

民間ゲノム解析サービスは無法地帯なので安易に信用すべきではない

生まれつきガンの遺伝子変化が存在するため発症するタイプの疾患もあります。ガン全体の5〜10％はそのタイプだといわれています。そのようなガンを遺伝性腫瘍といいます。ガン遺伝子とガン抑制遺伝子（細胞が増えるのを抑える役目）は、父親と母親から遺伝する可能性があるので遺伝のリスクは確率的には50％です。家族性乳ガン・卵巣ガン症候群（ＨＢＯＣ）の発症リスクが高いＢＲＣＡ１・ＢＲＣＡ２という2種類のガン抑制遺伝子は特に有名です。

このようなガン疾患の場合、未病の状態、すなわち発病していないのに遺伝子異常の確認されたことにより、発症する可能性のある臓器を発病する前に摘出してしまうこと（リスク低減手術）も可能です。これらの検査と手術も現在一部が保険適用が可能です。他にも、ＨＮＰＣＣやＦＡＰ（大腸ガン）・ＭＥＮ１とＭＥＮ２（下垂体・副甲状腺や膵臓など）・遺伝性網膜芽細胞腫（眼球）などがあります。

ガン以外にも非侵襲的出生前遺伝学的検査（ＮＩＰＴ）は妊婦の血液検査で、胎児の染色体異常を調べる検査です。ダウン症、18トリソミー、13トリソミーなどの異常の可能性リスクがわかりますが、スクリーニング検査ですので必ず確定検査（羊水検査など）が必要となります。

他にも、筋ジストロフィー、マルファン症候群などの難病のリスクも判明可能な疾患で、これからのゲノム医療は日進月歩です。こういった全ゲノム解析は、条件次第で、10～20万円くらいから誰でもできるようになりました。一部は保険の適用もあります。ところが、ゲノム医療と称してガンや難病に対する未承認薬の使用や安全性と有効性の不明な治療法が自由診療として横行している現実もあります。したがって、ここでも信頼できるアップデートされた確実な情報の収集が不可欠となります。

今後も、研究が進み議論されていく分野であるゲノム解析ですが、解析された個人のゲノム情報の取り扱いは特に慎重にすべきです。起こるかもしれない知りたくなかった未来の自分を予測させる情報であることから、倫理的な課題は大きいです。これは自分だけではなく家族の問題にもなりえます。知らせるべきなのか、知らせないでいいのか、情報提供の権利と義務という視点からも間違いの許されない問題です。現実として起こっている事例では、保険の加入拒否、婚約者家族から情報提出を求められたり、雇用やコミュニティでの差別の例などがあります。

この分野における法的な規制は、２００８年のアメリカの遺伝情報差別禁止法（ＧＩＮＡ）をはじめ諸外国（２０１７年カナダ、２０１８年英国、２０１９年中国・豪州、２０２１年シンガポールなど）では既に進んでいます。ところが日本のゲノム解析サービスは現在のところ無法地帯です。医師会や関連団体などが政府へ要請していますが、厚生労働省や経済産業省などが絡んでおり、いまだに議論の段階で確実なものはまだ実現されていません。

本来は当事者が誰も困らないように、事故の起こる前に予防的な対策をすべきです。もっと世論が騒がしくならないと、何もやらない、何らかの事件が起きないと、先んじて動こうとしない、役人体質の染み付いた、日本の行政の恥部です。

ダーウィンの進化論（『種の起源』１８５９年）では、個体に生じた変異（突然変異）を子孫が受け継ぎ、変異の違いで生存や生殖が有利になる場合に、自然選択によって進化していく、とあります。すなわち、生き残る種というのは最も強いものでも、最も知性があるものでもない、最も変化に対応できるものである、ダーウィンの語る深イイ言葉であります。

日本という国は単一王朝国家としては世界最古です。神武天皇から約２７００年間続いており、ギネス認定もされているのです。これからの国際社会の変化にしっかり対応できない場合、この日本という国自体が、淘汰されて生き残れないというリスクを本当に真面目に考えるべきです。変化に対応しきれていない政府やお役人らの改革と合わせて、平等を尊重するようなどんぐりの背比べのような教育を改めて、個人の多様性を尊重する教育の抜本的な変革も、早急におこなっていくべき日本の課題であると切に思います。

●すべての塩基配列をゲノムといい、そのうち蛋白質をつくる部分が遺伝子

●ゲノム中の約０・１％程度の塩基配列の違いが個人の遺伝的な違いである

●民間ゲノム解析サービスは無法地帯なので安易に信用すべきではない

㊻ワクチン

ワクチンはヒトの発明した最高の防御手段

健康を維持するために、食品の選択や食事の取り方に配慮し、運動不足を解消するなどして生活習慣を整えたとしても、カラダの健康を保つためには外からの敵に対しても気を使わねばなりません。地球上ではヒトだけではなく他の生き物たちとも共存しているからです。

中でも、細菌（結核菌・肺炎球菌など）・真菌（いわゆるカビ・白癬菌など）・寄生虫（マラリア原虫・アニサキスなど）のような病原性をもつ生物とウイルスは、ヒトの生命を脅かす厄介な存在です。

天然痘、結核、インフルエンザ、エイズにエボラ出血熱などの脅威に対して、ヒトはこれまで知恵を使って抗菌薬の開発や社会的な対策などを駆使することで、大きな試練を乗り越えてきました。

そこでワクチンのこと。そのような戦いの中で、ヒトの発明した最高の防御手段であるワクチンのことは、医療従事者として書いておかないといけないのかなと思います。世界最古のワクチンは、１７９６年のイギリスのジェンナー（Edward Jenner）です。酪農地帯の開業医ジェンナーは致死率20~50%で紀元前から死に至る病として恐れられていた天然痘ウイルスに対するワクチン（種痘）をつくりました。

天然痘に感染した（牛なので牛痘といいます）牛の膿から精製したウイルスをあらかじめ接種しておけば、その後天然痘の症状が軽いことを発見したのです。諸説によるとジェンナーより６年前の１７９０年、福岡《ふくおか》の秋月藩《あきづきはん》、緒方春朔《おがたしゅんさく》が既に、患者の瘡蓋《かさぶた》を粉末にして鼻腔から吸引させた独自のワクチンを開発したという報告もあります。

ノーベル賞は１９０１年からなので、時代が違えば受賞は文句なしの圧倒的な大発見です。

そのおよそ２００年後の１９８０年にＷＨＯは天然痘の世界根絶宣言をおこないました。なお撲滅された天然痘ウイルスはアメリカとロシアのＢＳＬ４施設（biosafety level 4 最高の致死的感染症を扱う施設のこと）にて厳重保管されています。

妊婦にワクチンを接種すると実は胎児にも良い影響があります。基本的には母児共に免疫力を高める報告が多いのでインフルエンザなどの予防接種はおこなったほうがよいとする報告が多いです。しかし、ヒトとして生まれたら母親だけに頼れるわけではないので、生後2カ月が一般的なワクチンデビューです。5種混合（DPT−IPV−Hib）・B型肝炎・ロタウイルス・肺炎球菌の4種類で、同時接種も可能です。その後もワクチンは一生涯、様々なタイミングでお世話になることになります。高齢者への肺炎球菌ワクチンや帯状《たいじょう》疱疹《ほうしん》ワクチンは、インフルエンザワクチンと共にぜひおこなってほしいワクチンです。

免疫を人工的につくりだす技術がワクチン

ウイルスの構成は核酸（DNAもしくはRNA）とそれを包むコート蛋白質（capsidという）と、さらにそれを包み込むエンベロープ（脂質二重膜）だけというシンプル極まりない構造物質です。

ウイルスは細胞単位の構成ではないので厳密にいうと生物ではありません。したがって生死の概念はなく、増殖できなくなった状態は不活化といいます。

ウイルスの活動にATP（↓②参照）は必要ないという事実も生物でない証拠といえます。生物は次世代に子孫を残すための活動をしますが、生物ではないウイルスは子孫を残すために、感染可能な物質をジャックして増えていきます。

前述したようにウイルスは生物ではないから自己増殖の機能がないので、増殖できる宿主の細胞をジャックするため、しかるべき生物の細胞に侵入していきます。例えば、コロナウイルスがヒトの細胞に侵入したら、ヒトは免疫という異物混入に対する監視と防御のシステムがあるので、すぐさま反応し異物排除を実行します。この異物排除がうまくいけば発病しないし、失敗すれば発病します。万一発病したとしても、カラダの中のウイルスを退治することに成功すれば治癒します。

一般的に、免疫システムはこの異物を記憶しておくことができ、次回の同じ異物に対しては、即、攻撃態勢をとれるように準備しています。これが免疫です。この免疫を人工的につくりだす技術が、ワクチンです。

ワクチンには、生ワクチンと不活化ワクチンがあります。生ワクチンはウイルスの病原性を弱めたもので、不活化ワクチンは病原性をなくしたウイルスの一部を使うものです。

これまでの不活化ワクチンに用いられた成分は、蛋白質や多糖類が主体でしたが、新型コロナワクチンではｍＲＮＡ（↓㊺参照）が用いられています。このタイプの不活化ワクチンは使用経験が非常に少ないので、今後の検証（特にワクチン予防効果と複数回摂取後の副反応の経過など）は絶対的に重要です。

ウイルスには大きく2種類あって、コート蛋白質の中身の核酸がＤＮＡであればＤＮＡウイルスで、ＲＮＡであればＲＮＡウイルスといいます。

ＤＮＡウイルスは二重螺旋構造（↓㊺参照）で安定しているので、いわゆる変異の少ないタイプです。ジャックした細胞（宿主という）の核の中で宿主の酵素（ＤＮＡポリメラーゼ）を利用して増えていきます。ＤＮＡウイルスには、ヘルペスウイルス（帯状疱疹・水ぼうそうなど）・天然痘ウイルス・ヒトパピローマウイルス（子宮頸ガンの原因ウイルス）・B型肝炎ウイルス・アデノウイルス（風邪の原因）などがあります。

一方でＲＮＡウイルスはＲＮＡ一本だけなので極めて不安定で変異が起こりやすいタイプです。宿主の核ではなく、細胞質で自分専用のＲＮＡ依存性ＲＮＡポリメラーゼという酵素で増えていきます。ＲＮＡウイルスには、コロナウイルス・インフルエンザウイルス・エボラウイルス・ポリオウイルス（小児麻痺）・ロタウイルス（胃腸炎）などがあります。

記憶に新しい世界でパンデミックを起こした新型コロナウイルスも、ウイルス本体はＲＮＡ１本です。そしてＲＮＡ上には12種類のＯＲＦ（open reading frame）という蛋白質をつくる設計図があって、宿主の中に侵入した後でＲＮＡが複製されるときのコピーミスが多く、なおかつそのミスが修復されにくいという特徴があります。

つまりいわゆる変異株が非常にできやすいので免疫の記憶が確立されにくいため、再感染も多いしトレンドに合った有効なワクチンが製造しにくいのです。

ワクチンの限界と有害現象

コロナウイルスと同様に、ワクチンがつくれない感染症のもうひとつはノロウイルスです。時に重篤な下痢や嘔吐の消化器症状を引き起こすノロウイルスを構成する核酸もＲＮ

Aですが、エンベロープが存在せず（新型コロナウイルスにエンベロープはあります）RNAをコート蛋白質で覆うだけのウイルスなので他のRNAウイルスと異なります。アルコール消毒はエンベロープに対して効果的（エンベロープのある新型コロナウイルスにアルコールは有効なのです）なのですが、コート蛋白質には無効なので、ノロウイルスに対しては特別に次亜塩素酸ナトリウムを使用して消毒する必要があります。ノロウイルスに対しても現在mRNAタイプのワクチン開発が進行しています。

天然痘は人類史上初めて根絶したウイルス感染症です。撲滅できた理由は、①無症状の感染者がいない、②致死率が高い、③ワクチンが有効、④ヒト以外に感染しない、⑤潜伏期間中（症状のない期間）の感染力がない、⑥発疹が特徴的なので診断が容易です。

ここ数年来、世界が苦しめられた新型コロナウイルスに関していえば、撲滅することはほぼ不可能です。なぜなら前述の撲滅成功の理由①から⑥の中で当てはまるものがひとつもないからです。この先も、これ以上のワクチンを超える何らかの特殊なブレイクスルーがなければ、新型コロナもインフルエンザも根絶することは不可能です。

日本では、2024年10月からインフルエンザワクチンと同様に、新型コロナワクチンの自治体による定期接種が、65歳以上と60～64歳の重症化リスクが高いヒトに対して開始されています。

現在は、5社、3タイプの新型コロナワクチンが施行されています。ワクチンはヒトが健康的に生きるためには極めて有効な手段であることは間違いないです。しかしながら、昨今のトレンドであるｍＲＮＡを脂質ナノ粒子（lipid nanoparticle ＬＮＰ）で包み込んだ遺伝子レベルの操作を駆使したワクチンに関しては、どのような立ち位置で使用すべきかをはっきりさせて使用する必要があると思います。

当時、ワクチンを緊急承認して見切り発射的に開始しましたが、パンデミック収束後もあたりまえのように使用し続け、さらにウイルスベクターやレプリコンワクチンなども混在しているにもかかわらず、「新型コロナワクチン」という括りで定期接種がおこなわれています。接種されている高齢者には、自分がどのワクチンであるのか伝えられずに接種されているケースが多いとききます。

このワクチンについてもっと大切である真実も医師として伝えておかなければと感じています。新型コロナワクチンと有害事象（副反応）との関連性についてです（ちなみに当院ではコロナワクチンの接種はおこなっていません）。

その前に、ワクチンに限らず医薬品全般の一般的な有害事象は、三本柱（承認審査・安全対策・健康被害救済）を基本理念に掲げるＰＭＤＡ（Pharmaceuticals and Medical Devices Agency 独立行政法人医薬品医療機器総合機構　２００４年設立）が、様々な論文・研究・文書などに基づき因果関係を調査・検討しています。

その中で問題点があれば、随時、「厚生労働省医薬局医薬安全対策課長通知に基づく改訂」として各製薬会社へ報告して使用上の注意改訂をおこなわせます。そしてそれは即時に我々医師にも報告されますが、その報告数は想像以上に多いです。

ＰＭＤＡが注意喚起するリスク評価は、ＮＤＢ（National Data Base 厚生労働省保健局が保有する匿名医療保険等関連情報データベース）を利用しています。

このＮＤＢとは「高齢者の医療の確保に関する法律」（高齢者医療確保法　２００８年施行）に基づき厚生労働省が医療費適正化計画の作成、実施及び評価のための調査や分析などを用いるデータベースのことです。ＮＤＢは保険請求などに関するあらゆるデータを持ち、高齢者医療確保法は65歳以上（国民医療費の約60％を占める）の医療関係のあらゆる事項を統括する法律のようです。医療安全と併せて医療費のコントロールも大事なカテゴリーであるからと思われます。

さて、新型コロナワクチンと有害事象（副反応）との関連性の話に戻ります。まず、接種の種類（臨時接種・定期接種・任意接種）によって実施母体（国・自治体・ＰＭＤＡ）が変わるため適応される救済制度（予防接種法に基づく予防接種健康被害救済制度・ＰＭＤＡ法による医薬品副作用救済制度）や申請先（自治体・ＰＭＤＡ）も異なります。

また有害事象に対する評価も厚生科学審議会（予防接種・ワクチン分科会副反応検討部会）と疾病・障害認定審査会で審議されます。ＰＭＤＡは予防接種法に基づく副反応疑い報告制度による報告に対して因果関係を評価し、その評価結果（アルファ・ベータ・ガンマ認定の中でアルファ評価のみが認定と判断されます）は厚生科学審議会に報告されてさらに審議されます。

役所申請特有の難解な被害届を作成して予防接種健康被害救済制度で申請・受理された

事例は、疾病・障害認定審査会（感染症・予防接種審査分科会新型コロナウイルス感染症予防接種健康被害審査部会）で審議されます。

以上のような申請方法から公表された有害事象の報告です。

２０２４年10月31日までの申請受理数１２２７８件、認定８３２８件、否定２５３１件、保留14件。死亡事故申請受理１５４３件、認定８８１件、否定４３０件、保留３件。

新型コロナワクチン接種後の有害事象のうち死亡認定だけをみますと、同年の１月31日までで４５３件であったので９カ月で８８１件と倍増しています。ちなみに１９７７年～２０２１年までの新型コロナワクチン以外のワクチン全種類の死亡認定は１５１件（被害認定総数３５２２件）です。比較すると一目瞭然で、新型コロナワクチンは桁違いの死亡認定数なのです。

因果関係の詳細を待っていては病気が広がるということでＰＭＤＡは認めようとしませんが、ワクチン関連死亡事故の事実関係はもう少し詳細に報じるべきであると思いますし、そもそもこの数字を異常事態であると認識しない理由が知りたいです。お得意の高齢者医療確保法に基づきＮＤＢとやらを駆使して「厚生労働省医薬局医薬安全対策課長通知に基づく改訂」と称してワクチンの使用上の注意改訂もしくは注意喚起をおこなわせるべき案件ではないのでしょうか。

ＰＭＤＡの存在意義である三本柱（承認審査・安全対策・健康被害救済）は、この新型コロナワクチンに限れば、しっかり機能しているとは到底思えません。定期接種は即刻中止すべきです。

天然痘ウイルスのワクチンである種痘後では、数十万人に1人の割合で脳炎が発生しており、その致死率は40％と高く、それ以外にも全身性種痘疹などの副反応もありましたが、1975年以降日本での発生はありません。

当時の苦境では必要な犠牲であるのでしょうが、それでも種痘の実施を継続したことは価値のある前進だと思うわけです。その後、1976年ワクチン定期接種も中止されました。

2013年4月に定期接種が始まり、わずかその2カ月後の2013年6月に中止された子宮頸ガンワクチンが、2022年4月から定期接種が再開されたのは朗報です。ガンを予防する明らかなエビデンスのあるワクチンを9年間中止したのは、予防医学に対する理解力の欠如としか思えません。2カ月で中止して、その検証に9年かけるような行政であるからこそ、既に勢いを弱めた新型コロナウイルスに対して強引にワクチン継続をおこなうのだと妙に納得してしまいます。

ワクチン後進国と揶揄《やゆ》される日本ですが、新型コロナワクチンだけに固執するのではなく予防医学の要であるワクチンであるからこそ、適切な判断とタイミングで今後は施行されるべきと思います。

●ワクチンはヒトの発明した最高の防御手段

●免疫を人工的につくりだす技術がワクチン
●ワクチンの限界と有害現象

㊼死因順位

世界の死因の1位はＮＣＤｓ（非感染性疾患 Non-Communicable Diseases）

チョコが大好物であったフランス人のカルマンさんは１８７５年（明治8年）に生まれて１２２歳で亡くなりました。日本の泉重千代《いずみしげちよ》さん（鹿児島県《かごしまけん》徳之島《とくのしま》）は１２０歳で亡くなっています。

米国の学者ヘイフリックは細胞分裂の限界が35〜63回であることを１９６１年に示し、したがってヒトの寿命の限界は１２０歳であると発表しました。

これはヘイフリックの限界とよばれていますが、現在、ペルーのマルセリーノ・アバドさんは１９００年生まれの１２４歳で存命中です。大谷翔平選手（祝2年連続ＭＶＰ）のようにスポーツの記録は塗り替えられるものでありますが、ヒトの命もそうなるのでしょうか。余談ですが、イチロー選手、大リーグ殿堂入りの快挙、おめでとうございます。

日本人の死因の統計が手元にあります。20世紀初頭つまり１９００年から１９３０年頃の最も多い死因は肺炎や胃腸炎などの感染症です。その後１９５０年頃まで結核が首位（やはり感染症）となり、それ以降は脳血管疾患（脳梗塞、脳出血のいわゆる脳卒中）でした。１９５０年のガンの死因順位は5位でした。なお戦争という特殊な状況による死亡者数はカウントしません。

１００年前までは、ほとんどが感染症で亡くなりました。その後は、しばらく脳卒中（脳血管疾患）でした。１９８１年全体の死因は、脳血管疾患を抑えて、悪性腫瘍（ガン）が首位となりました。１９８１年以降は悪性腫瘍が首位独走中です。

ＮＣＤｓは心臓病・脳血管障害・ガン・糖尿病・慢性閉塞性肺疾患

世界の死因の1位はＮＣＤｓ（非感染性疾患 Non-Communicable Diseases）というジャンルです。病原体で感染するような病気でない疾患のことで、心臓病（虚血性心疾患）・脳血管障害・ガン・糖尿病・慢性閉塞性肺疾患などの疾患です。

ＷＨＯはこのＮＣＤｓによって年間４１００万人が亡くなっており、この数字は世界全体の死因の74％と報告しています。このような推移を考えると、感染症を抗生物質などの化学物質で克服したけれども、今度は違う様々な化学物質で遺伝子の障害をきたしてガンが死因のトップとなってしまったと考えるのは考えすぎでしょうか。

危険因子は煙草・アルコール・運動不足・不健康な食生活・大気汚染

ＷＨＯの報告は続きます。ＮＣＤｓの危険因子を５つあげています。煙草・アルコール・運動不足・不健康な食生活、そして大気汚染です。なんとなく納得できますか。

この１００年ほどの間で、便利を優先してきた人類は５万種類以上の化学物質をつくり出しました。

生活が豊かになる半面、近年これらの化学物質の毒性や汚染は、食品だけではなく大気や土壌・水源等を含めた環境や動物すべての生態系にも及んでいることが明らかになってきました。

このような化学物質の汚染は、特定の1種類というより複数の化学物質を複数の媒体から摂取して影響をうけることのほうが多いため、複合暴露による複合影響とよばれています。

しかしながら、このような複合影響の実態はいまだ解明しているとは言い難い状況です。最も不安なことがあります。１９８1年以降日本の死因はガンが常に1位で２０２３年は全死亡者約１６０万人のうち約38万人、実に４人にひとりはガンで亡くなっているという事実です。ガンの発生過程は遺伝子の変異によるものです（↓㊹参照）。

極論ですが化学物質の使用増加等による複合汚染の結果による遺伝子変異がその原因なのではないか。

その証明は難しいことですが、少なくとも、その可能性を否定するエビデンスは存在しません。被害が広まる前に対策を立てる予防原則は米国・ＥＵでは一般的ですが、予防医療に消極的である日本では根付かない思考方法です。複合汚染で事件が起きてからの遅れた対応を待つしかないのでしょうか。

年齢別の死因をみてみます。

40～90歳までは悪性腫瘍が首位です。５～10歳までも悪性腫瘍（小児ガン）が最も多い死因です。

ところが、他の年代で最多の死因は悪性腫瘍ではありません。０～５歳は先天疾患、90歳以上は老衰。この辺りは仕方ないけれど納得せざるをえません。

問題は10～40歳です。最も生産性の高まる次世代を担う年代です。日本での、そうした華やかであるべき年代の最多の死因は自殺です。しかも年間数千人単位で。年間の自殺者は2万人以上です。統計的な原因をみると、健康問題が最も多く、次に家庭問題、経済的な問題と続きます。自殺の死亡率（人口10万人当たり）での比較だと世界第5位です。ちなみに最多は韓国、次がリトアニア、ベラルーシ、スロベニアと続いています。

日本の２０２２年の小中高生の自殺者は５１４人で史上最多、２０２３年も５０７人と過去2番目の数字です。原因については不明としているのが半数ほどありますが、友人関係・イジメや成績不振がおもな原因でした。

ユニセフが調査した小中高生徒の精神的幸福度において38カ国中日本は37位。SNSとか引きこもりなどなど議論の余地は多々ありますが、多様性を極めた現在で、教師も生徒も負担の多いであろう画一的で個性を伸ばせない現在の集団教育は、そろそろ根本から考え直すべき時代であるかもしれません。

ヒトは生まれながらにして能力の差があるのはあたりまえのことなので、全員を同じように扱うことこそが不公平な教育だと思います。次世代を考えた教育システムは、少子化問題と併せて議論していくべきかと考えます。

あたりまえのように増え続けるガンによる死亡者と若年者の自殺に、いったいどんな対策を立てて、何をすればいいのでしょうか。このような統計を漠然と眺めているだけでは何も変わらないと考え込みました。

122歳で亡くなったカルマンさんが生前口にしていた言葉は「うまくいかなくても気にしないこと。くよくよしない」。なるほど、それがいちばんいいのかもしれません。

●世界の死因の1位はNCDs（非感染性疾患 Non-Communicable Diseases）
●NCDsは心臓病・脳血管障害・ガン・糖尿病・慢性閉塞性肺疾患
●危険因子は煙草・アルコール・運動不足・不健康な食生活・大気汚染

㊽食の自給と輸入食品

食の自給率は低く今後改善する兆しもない

日本は食品の大部分を輸入に頼る国です。食料自給率（カロリーベース）は低くて30～40％くらいです。野菜の種子の90％、そして必要な化学肥料もほぼ１００％輸入ですし、家畜用の飼料も70％以上が輸入に依存しています。

他の先進諸国の食料自給率は、カナダ（２００％以上）・オーストラリア（２００％以上）・フランス（約１５０％）・米国（約１２０％）・インド（約１１５％）・中国（約１００％）・ドイツ（約80％）・英国（約70％）となっています。50年前は日本の自給率も70％を超えていましたから現在は先進諸国の中でも群を抜いて低くなりました。

そこには、とても複雑な事情があります。食生活の欧米化という変化、大規模で独占的なグローバルアグリビジネスの台頭、プラザ合意（１９８５年）以降の輸入自由化と安価な輸入農作物、国の農業政策のミス、気候変動危機への対応不足など様々な理由があります。

１９６１年の農業基本法で示した生産合理化を皮切りに、食糧・農業・農村基本法（１９９９年）や改正種苗法（２０２２年）など政策に対する賛否を抱えつつも現在を迎えています。

そのため、国内での食物生産が減少しても、数々の国内外の情勢に左右されても、他国から安定した食物の供給があることで、いつもどおりの食生活をおくることが可能でした。ところが、コロナ騒動やウクライナ戦争など世界の食料安全保障に関するリスクは高まるばかりです。

このような情勢における既存制度の限界から、食糧・農業・農村基本法の改正（２０２４年）と食料供給困難事態対策法（２０２４年）が成立しました。

ただ、その基本方針は国内の農業を保護し育成していくというより、輸出拡大・海外や民間企業参入による規模拡大・ドローンやセンサー使用のスマート農業でコストダウンを図る・昆虫食と培養肉普及、などの対外的なグローバル戦略をさらに推し進めようとする方向性を感じます。

また食料供給困難事態対策法では、出荷・販売の調整、輸入促進、生産・製造の促進、生産転換の要請・指示など、意味不明な絵空事が並んでいて仰天します。

国民が安心して生活できるのは、農業や酪農などの生産者が安定した収入で製品をつくることのできる環境整備にほかならず、そのことで自給率をアップさせていくことが最も緊急時に迅速な対応が可能であるのではないのでしょうか。議論の余地はありますが、現段階で有事の備えに対する危機感のなさには驚かざるをえません。

大規模企業的農業からアグロエコロジーへの転換

企業的な大規模農業システムの環境や健康への損失が大きいため、これからの世界の農業の潮流はアグロエコロジー（agroecology 農生態学、生態系に配慮した農業）であり、小規模家族農業のような循環型農業を可能な限り支援すべきです。

２０１４年フランスでは、有機農法やアグロエコロジーへの転換を推進する法案を採択し、２０１７年と２０１８年には国連（ＦＡＯ国連食料農業機関）が立て続けにアグロエコロジーへの転換を強調しています。今から日本もそれに追随していかないと、必ず後悔する日が来ると思います。

輸入食品には多くのトリックがあり選択のハードルは高い

輸入食品であっても、食品衛生法によって国産品と全く同じ基準（残留農薬や食品添加物など）が適用されており、安全性は同じであると農林水産省は豪語しています。

残留農薬基準に関していえば、輸入食品に限らず、国内流通の食品すべてが対象です。

流通の過程において、抜き取り検査が地方自治体の食品衛生法監視員により実施されています。

輸入食品は、全国31カ所の港や空港にある厚生労働省検疫所で審査・検査をおこないます。食品中に残留する農薬・動物用医薬品及び飼料添加物においては食品衛生法で残留許容基準が設定されており、ポジティブリスト制度（２００６年）でそれがさらに強化されたことになっています。

そこでは約８００の農薬等の残留基準が設定されています。それまではネガティブリストという制度で残留基準の決まっているものだけ規制の対象となり、リスト外のものはスルーされていました。

ポジティブリストは原則すべて禁止して残留を認めるもののみリスト化して許可する方式です。ただし、リストにない、または未知のものは一律基準０・０１ｐｐｍが設定されています。ポジティブリスト制度は、２０１８年食品用器具・容器包装に対しても採用されています。

ところが輸入先の事情は様々です。日本で禁止されている有機リン系殺虫剤メタミドホスは海外では許可されています。

メタミドホスを使用した作物を飼料とした牛肉や鶏肉などに残留することは当然ありますから、食品が残留基準以下であればもちろん輸入されます。

また、日本では農薬としての使用が禁止されている防カビ剤のＯＰＰ（オルトフェニルフェノール）やTBZ（チアベンダゾール）なども、米国やEUなどからの輸入農作物の品質保持のために使用されています。

そして輸入の際に、これらＯＰＰ・ＴＢＺは農薬ではなく食品添加物として許可されています。これはどういうことかというと、米国のオレンジやレモンなど収穫後の輸出のために防カビ剤としてＯＰＰやＴＢＺを使用する（ポストハーベスト農薬という、この行為は日本では認められていません）ので、収穫前に使用する農薬の定義にあてはまらないので添加物のジャンルに所属するというのです。

禁止農薬ではない許可される添加物の扱いなので、オレンジもレモンもしっかりポストハーベストされて輸入されます。他にもジフェノコナゾール（ジャガイモ）、グルホサート（小麦・ソバ）などがそうです。不思議なことに食品添加物に変更された途端、これらの残留基準値はそれまでの数倍から数十倍に大幅に引き上げられています。どんなトリックなのか、安全係数（↓㉞参照）は機能しているのか、不思議すぎます。

グリホサート（商品名ラウンドアップ）は世界的に最も汎用されている農薬です。輸入小麦はグリホサートを直接散布することでわざと枯らして収穫（プレハーベスト）し、その後防かび剤や殺虫剤で処理（ポストハーベスト）をして輸出されます。

農林水産省が食品ごとに設定しているグリホサートを含む農薬の残留基準値は、２０１６年に食品安全委員会が発ガン性との関連性を否定した評価の後、２０１７年に大幅に緩和されました。

例えば、トウモロコシは1ppmから5ppm（5倍）、小麦は5ppmから30ppm（6倍）、そばに至っては0・2ppmから30ppmと150倍に残留基準値は引き上げられました。1kgに1mg検出されたら1ppmです。

現在グリホサートを禁止している国や地域は確実にあります。北欧・中東諸国・EUや東南アジアに加えて、米国でもカリフォルニア州とアリゾナ州では使用した場合には「発ガン性物質使用と明記すべし」となっています。

IARCの評価は2A（おそらく発ガン性あり）ですが、食品安全委員会・JMPR（FAO／WHO合同残留農薬専門家会議）・EPA（米国環境保護庁）・EFSA（欧州食品安全機関）・ECHA（欧州化学物質庁）などの規制当局は軒並み、発ガン性や危険性はないという評価です。

有害なのか無害なのか、真実はひとつであるはずなのですが、このように足並みの揃わない評価の違いの理由は単純です。その評価基準は、科学的な根拠というより社会的な根拠（権威と利害関係）により変更される可能性を有するということです。そこではヒトの健康は度外視されます。

1974年にグリホサートの販売を開始したモンサント社（2018年ドイツのBayer社が買収）は、IARCの2A（おそらく発ガン性あり）という評価（2015年）以降、米国で悪性リンパ腫などの発ガン発症に関係したとして訴訟が急増（数万件）しました。係争中（2018年）Bayer社に移行しても敗訴し続けて数千億円以上の賠償金を支払っています。これらの訴訟にはＩＡＲＣ・弁護士・原告・関係団体らの複雑な利害関係が絡んでおり、係争中の案件が多数あります。

現在、米国では訴訟の多い家庭用のグリホサートは販売中止して業務用は販売継続となっています。グリホサートの毒性に関しては、印象操作の感も否めませんが、腸内細菌・生殖系・神経毒性・発達障害に加えて土壌汚染と水質汚染など多岐にわたる指摘もあるので他の化学物質と同様に摂取を最小限にすべきと思います。

知りたいのは真実（発ガン性の有無など）なのですが、結論は微妙なままです。遺伝子組み換え作物（大豆・トウモロコシなど）は使用する農薬のグリホサート耐性がある（商品名ラウンドアップレディは食品安全委員会も認可）のが一般的で、その両者はＦ１種（一代限りの種子）としてセット販売されています。

そのようなグリホサート三昧の遺伝子組み換え飼料を食べて育てられた食肉を、我々は食べさせられている可能性は高いのです。

ちなみに日本でグリホサートは完全にＯＫ（農林水産省にて登録済み）なので、新商品も続々と発売中です。

ＧＭ（遺伝子組み換え）表示は２０２３年より厳格化されて、「遺伝子組み換えでない」と表示できるのは、「分別生産流通管理をして遺伝子組み換えの混入がない」場合だけです。

遺伝子組み換え作物が製品の成分の上位３品目以内であって重量５％以上であればＧＭ

表示しなければなりません。

遺伝子組み換えの技術・遺伝子組み換え微生物を利用した食品や添加物などは、厚生労働大臣が定める安全性審査がおこなわれていなければ製造・輸入・販売は禁止されています。

これらも食品安全委員会の遺伝子組み換え食品等専門調査会で安全性評価がおこなわれています。それでも懸念されることは、これらの国内禁止農薬やGMを使用された家畜用の飼料は規制の対象外という事実です。

それらの飼料を食べて育った家畜は直接的、もしくは間接的な加工食品として、間違いなく食卓に並んでいますが、証明できる手段はありません。

食肉のリスクは他にもあります。同じく飼料に混入している成長促進剤（ラクトパミン）や肥育ホルモン剤（動物用医薬品ボバインソマトトロピン・エストロゲン）の問題です。

ホルスタイン（乳牛）の飼料に使用される動物用医薬品ボバインソマトトロピンは、乳量が数倍に増えますが、乳ガン（7倍）・前立腺ガン（4倍）も増えるというデータもあります。

いずれも日本での使用は認められていないにもかかわらず、使用された食肉の残留検査はパスしています。

以上のような状況から、輸入食品の実態が、国産品と全く同じ基準（残留農薬や食品添加物など）が適用されているとは考えにくいです。農薬や殺虫剤をはじめとした化学物質の、どれを、どれだけの量摂取しているのか把握することが難しいということが問題です。

食品の国際的な貿易や取引の安全性の確保は、食文化や国の制度などで統一しにくい部分ではありますが、そうした国際規格を目的として１９６２年にＦＡＯ／ＷＨＯにより設置された国際的な政府間機関である合同食品規格委員会があります。

これをＣＡＣ（コーデックス委員会 Codex Alimentarius Commission）といい、通称コーデックス規格といいます。加盟国はＥＵを含めて現在１８０カ国以上で、発展途上国の参加を促す補助政策もおこなっています。

コーデックス委員会の下にはＣＣＦＡ（食品添加物部会 Codex Committee on Food Additives）など多数の部会が設けられています。

ＪＥＣＦＡ（Joint FAO/WHO Expert Committee on Food Additives、ＦＡＯ／ＷＨＯ合同食品添加物専門家会議）は、コーデックス委員会とは独立した機関で、国際取引される食品に使用される食品添加物の安全性評価に関して科学的な助言をおこなう国際機関です。

強制力はありませんが、食品添加物のＡＤＩ（↓㉜参照）を設定して成分規格（ＪＥＣＦＡ規格）を作成して公開しています。

新規の食品添加物はＪＥＣＦＡで評価され、コーデックス委員会総会で採択後に、コーデックス一般規格（ＧＳＦＡ Codex General Standard for Food Additives）に収載されます。

コーデックス部会のひとつに、コーデックス残留農薬部会（ＣＣＰＲ）という機関があります。そこでは、世界共通の最大残留基準値（ＭＲＬ　Maximum Residue Limits）の作成をおこない、コーデックス総会がＣＣＰＲの勧告に基づいて規格の採択をおこないます。その基礎となる科学的評価は、コーデックス委員会とは独立したＪＭＰＲ（Joint FAO/WHO Meeting on Pesticide Residues ＦＡＯ／ＷＨＯ合同残留農薬専門家会議）が農薬関連リスクを科学的に評価・分析した結論をＣＣＰＲに助言することで決定されています。農薬の使用基準はグローバルＧＡＰ（Good Agricultural Practice／農業生産工程管理）に従って使用されており、ＭＲＬ以下であれば安全であることを保証します。

農作物の生産のために使用された農薬が微量に収穫物や土にも残るため、収穫物に残っている残留農薬についてのリスク管理が重要で、そのひとつがＭＲＬです。この基準値の決定にあたっては、ＧＡＰのデータに基づき農作物ごとに設定されます。グローバルＧＡＰは、農業活動が原因となる環境汚染の防止と農作業をするヒトの安全確保のためのものです。

１９９７年の欧州小売業組合が策定したＥＵＲＥＰ　ＧＡＰが始まりで、現在のグローバルＧＡＰとなり１３０カ国以上で採用されています。ＧＡＰ認証の取得は、食品安全・環境保全・労働安全・人権保護・農場経営管理の５分野で第三者機関（２０１８年日本ではＡＳＩＡＧＡＰが国際基準となった）が実施していることを証明するもので、これからの農作物の生産や輸出入の標準となります。

遅すぎるスタートですが、ＧＡＰのような規格が土壌汚染や水質汚染による環境ホルモン（↓㊾参照）を防ぐためには、人類と地球にとって極めて重要な制度であることは間違いありません。

食料自給率１２０％で人口（約２０００万人）の大半が農業であるスリランカにおいて、環境保全政策のために化学肥料禁止令などの政策を実施しました。すると、作物の収穫が半減してしまいました。

そこに至るまでの変化には様々な理由がありますが、スリランカは化学肥料の全面的禁止（２０２１年）の翌年（２０２２年）国家破産しています。

また、オゾン層保護のためにモントリオール議定書（１９８７年）で規制対象となった臭化メチル（主に土壌燻蒸という消毒）も国内使用は禁止されましたが、申請すれば不可欠用途に限って今でも使用可能であるのが現実です。

多方面から地球環境を考えた規格や規制の努力は進みつつありますが、果たして、安定・安心できる食による暮らしは、経済や資本主義の繁栄と共存し続けることが可能なのでしょうか。そしてどうすれば輸入作物に頼らないで、日本の自給率の復活の兆しを感じられるのでしょうか。

●食の自給率は低く今後改善する兆しもない

●大規模企業的農業からアグロエコロジーへの転換
●輸入食品には多くのトリックがあり選択のハードルは高い

㊾ＰＯＰｓと環境ホルモン（内分泌撹乱物質）

化学物質が生態系や地球規模の環境汚染を引き起こしている

化学物質の中には、環境中で分解されにくく体内に蓄積し、ヒトのカラダのみならず世界や地球規模で悪影響を及ぼして環境汚染の原因になる物質があります。

これをＰＯＰｓ（Persistent Organic Pollutants 残留性有機汚染物質）といいます。

有名なものとして、ダイオキシン類やポリ塩化ビフェニル（ＰＣＢ）類です。類と最後についている理由は、それぞれが何百もの異性体という物質に分かれて様々な毒性をもつことがわかってきたからです。

それらはヒトの細胞のＤＮＡを損傷して発ガン性（↓㊹参照）を有します。また母体の体内濃度が高いと胎児に強い影響がでることもわかっています。

ＰＯＰｓは、大気や海流、渡り鳥などで大移動します。実際、南極のアザラシやアラスカに住むイヌイットのヒトたちからも、あのＰＣＢが検出されています。大気に乗ったＰＯＰｓは寒冷地で落ち着いてしまうとの報告や、物質によって拡散の仕方が異なるなどの報告もあります。

いずれにせよＰＯＰｓは分解されにくい、油に溶けやすい、脂肪に蓄積しやすいなどの特徴があるので、厄介なことに最終到達地点として生物に蓄積しやすい性格の物質です。

プランクトンから始まる食物連鎖による生物濃縮の結果、最も高次の捕食者（ヒト、シャチ、イルカ、ワシ、クマなど）の体内に蓄積していくことになります。そして生殖機能、免疫、神経系に悪影響を及ぼし、不妊や発ガン性などの危険性が危惧されています。

ＰＯＰｓ条約（２００１年ストックホルム条約）では約30物質が廃絶や適正処理の対象となっています。

工業化学品（ＰＣＢ・ＰＦＡＳなど）、農薬殺虫剤（ＤＤＴ・ヘキサクロロベンゼンなど）に加えて、化学物質に熱や酸化などの影響で副産物として意図せず生成してしまうもの（ダイオキシン類やＰＣＢ類などもそのひとつ）も含まれます。

国内でも環境省と関係府省庁などが連携して、次々と法令整備、取り扱いマニュアル、汚染状況のモニタリングなどへの取り組みをおこなっています。それでも恐ろしいことは、思いがけず非意図的に生成されてしまうダイオキシン類などの水中や土壌での半減期（濃度が半分に分解・減少するまでの時間）が、50年、１００年、さらにそれ以上と考えられていることです。

カネミ油症（1968年福岡）事件は、北九州を中心とした西日本一帯で1000人余りが死亡して1万人以上が被害をうけました。

当時、様々な症状で奇病といわれていましたが、カネミ倉庫が製造した食用米ぬか油の製造のときに使われた脱臭工程の熱媒体であるカネクロール（PCB類）の混入が原因であった食中毒事件です。

PCB類は熱を加えることでさらに猛毒のダイオキシン類に変化していました。

カネクロールが油の製造工程で通るステンレス管を腐食させて、そのカネクロール自体が漏れ出して油に混入したかとみられていましたが、結局溶接ミスによる混入で起きた事件として結論付けられました（1987年和解成立）。

PCBはこの事件の後、数年後に製造中止となりましたが、このPCB類を含むカネクロールを製造していたのは鐘淵《かねがふち》化学工業（現カネカで世界的大企業）で、PCBの国内シェアは当時90％以上を誇る1949年創業の企業でした。

この事件で鐘淵化学（カネカ）も訴訟に加わりましたが7回目の裁判（それまで6回敗訴）で勝訴した後、一切の責任がないものとなりました。

カネカの企業年表にもカネクロールやこの事件に関する記載はなく、現在も続けられている3者協議（カネミ・国・被害者）にも不参加です。

その後製造中止となっているPCBですが、すでに拡散しているPCBを回収廃棄処理するために1兆円近くの費用がかけられてそれは現在も続いています。しかし環境省による高濃度ＰＣＢの廃棄処理は２０２４年に終了、低濃度ＰＣＢは２０２７年に終了予定ですが、完全な回収廃棄処理は不可能です。なぜならＰＣＢ類は世界中に振り撒かれており、ヒトのカラダには何世代にもわたり蓄積しほぼ永久に消滅することはないからです。

急性の症状（吐気・視力低下・発疹など）以外に50年以上経た今でもヒトのカラダには残り続けて、痺れ・咳・頭痛・全身倦怠感などの症状が持続している方もおられるようです。根本的な治療法はありませんし、この汚染は世代を超えて継続する化学物質です。

２０２１年全国油症治療研究班（厚生労働省）は、事件後初となる次世代調査をおこない、油症次世代の子供にも明確な影響（早産・流産・先天異常など）が判明していると２０２３年に公表しました。現在も数百人規模で追跡調査中ですが、口を閉ざす二世も多いこと、未認定の方も存在するなど根深い問題が持続しており、とても解決したとはいえないのが実情のようです。

当時は食中毒の認識でしたが、実態は地球規模の深刻な環境汚染です。ＰＬ法（１９９５年 Product Liability 製造物責任法）は製造物の欠陥（製造上・設計上・指示警告上の欠陥）から被害者を守る法律ですが、当時はありませんでした。

化学物質の使用は、認可している物質だから安心である、裁判で解決したのだから安全であると信じ切ることができないぞ、そういう事件であったと思います。今、我々があたりまえに食べている、または飲んでいるものなどにも、そういった化学物質が含まれていないことを願うばかりですが、おそらく含まれています。

レイチェル・カーソン（米国の海洋生物学者）は有名な著書『沈黙の春』で、農薬DDTや殺虫剤をはじめとした化学物質が生態系や地球規模の環境汚染を引き起こすことを世界で初めて指摘しました。今から半世紀以上前の１９６２年のことです。

その指摘を当時の米国ケネディ大統領が、全米農薬協会や殺虫剤製造会社の脅しに屈することなく、科学技術諮問委員会に調査を命じました。このふたりの勇気は、この先の環境問題を本格的に論ずるきっかけをつくりました。

残念ながら、翌１９６３年にケネディはダラスで暗殺され、カーソンは乳ガンでその翌年１９６４年に亡くなりました。

その当時、槍玉にあげられた農薬のDDT（有機塩素系殺虫剤で１８７３年に合成された化学物質）ですが、１９３９年にミューラー（スイスの化学者）が殺虫作用を発見したことで、ノミ・シラミなどが媒介する感染症（チフス、マラリア）に絶大な効果を発揮し多数の戦時下の人々を救いました。

その功績でミューラーは１９４８年ノーベル生理学・医学賞を受賞しています。DDTを広めたミューラー、DDTを批判したカーソン、どちらもノーベル賞を受賞したのは皮肉な話です。

DDTで救われたヒトもいる半面、使用方法を誤ってしまえば生態系破壊や発ガン性等の健康への問題も引き起こします。

ＰＣＢも最初は熱に強く夢の物質といわれていました。化学物質は良い部分があってこそ使用されてヒトの暮らしを豊かにする半面、どこかで犠牲や被害が生じてしまう、まさに諸刃の剣なのです。

化学物質は微量で効果を発揮しますが、小さな事実を見逃さぬように市場での再評価を怠らないというリスク管理が、地球の環境とヒトの健康には極めて重要なのです。

ヒトへの影響や関連性の因果関係を証明することが難しい

環境ホルモンも超微量の世界の話です。環境ホルモンは外因性内分泌攪乱物質（ＥＤ=Endocrine Disruptor）のことで、環境中に存在する化学物質のうちヒトや生物のカラダに取り込まれたら、本来の正常なホルモンの作用に影響を与える外因性の物質です。天然の女性ホルモン（エストロゲン）と化学構造が類似していると同時に男性ホルモン（アンドロゲン）阻害作用を示すため、生体のメス化が問題となりやすいのですが、脳下垂体ホルモン、副腎皮質ホルモン、甲状腺ホルモンなどを攪乱する物質も多く知られています。

厄介なことにヒトへの影響や関連性の因果関係を証明することが難しい面があります。なぜなら、環境媒体中の性ホルモン活性の測定（つまり環境ホルモンの測定値そのもの）は、あまりにも超微量なので現在の測定方法では困難を極めること、さらにあらゆる場所に存在して無意識にカラダに取り込まれる可能性があるからです。

つまり存在そのものが、わかりにくいのです。また、発ガン性を引き起こす量の数千倍少ない量でエストロゲン作用を示すこともあるため、安全係数（↓㉞参照）を用いてヒトへのＮＯＥＬ（無影響量）を算出する従来の毒性概念では見逃されてしまう危険性があるというものです。

すなわち環境ホルモンはホルモン（主に性ホルモン）への影響であり、化学物質の遺伝子などへの影響（主に発ガン性）とは、全く違う方法論が必要であると考えられています。

母胎が曝露されるとその影響が顕在化するのは次世代である

そして何より、環境ホルモンの大きな問題は、母胎が曝露されるとその影響が顕在化するのは次世代であるということです。つまり、出生後の男子の精子数の減少などは胎児期において既に完成されているというのです。

『沈黙の春』の中でカーソンはこう述べています。

「人間は母の胎内に宿った時から年老いて死ぬまで、恐ろしい化学物質の呪縛のもとにある」

環境省は２０１１年、妊娠時から10万組の親子を対象に、エコチル調査（健康と環境に関する全国調査）をおこなっています。

胎児から13歳に達するまで定期的に健康状態を確認することで環境要因などと成長と発達への影響を考察する調査で、徐々にその調査結果と関連する論文が発表されています。その調査が意義あるものとして未来に生かされるのを期待します。

●化学物質が生態系や地球規模の環境汚染を引き起こしている
●ヒトへの影響や関連性の因果関係を証明することが難しい
●母胎が曝露されるとその影響が顕在化するのは次世代である

㊿エピローグ

現在、日本人の平均寿命は男女とも80歳を超えて世界トップレベルです。１９５５年当時の男性の平均寿命は63歳。科学技術の進歩と感染症の一部を克服したことで寿命は確実に延びました。それでも、病気知らずで元気ハツラツな、すなわち健康寿命は、それより約10歳若くて70歳そこそこです。健康寿命を延ばして快適な日々の暮らしを理想とするなら、毎日の生活の積み重ねこそが重要です。

本書の主人公ATPの発見（1929年カール・ローマンKarl Lohmann）から、およそ100年経過しているにもかかわらず。ATPのリアルなエネルギー放出メカニズムは、量子力学や統計力学などからコンピューターシミュレーションして推測される部分が多く、いまだに詳細が解明され尽くしきれておらず研究段階です。

長く研究されているにもかかわらず、健康に関する情報や医療の現場で積極的に利用されることもありません。

そんな存在がATPなので、単純にわかりやすいということで、カロリーコントロールが一般的な健康の指標となって今日まで継続中です。その事実に真っ向から挑戦して、本書は書かれています。

聞いたことのない言葉が多いため理解しにくい部分もあったかと思いますが、意識の中に少しでも残れば日常生活に変化が起こるはずです。実際にカラダを動かすのはATPですが、本当の意味でカラダを動かすのは気持ちであるからです。

エネルギーは広い意味で仕事をする能力全般を表す概念といえます。形を変えることはできますが、消えたり新たにつくられたりすることはない、というエネルギー保存の法則で成り立ちます。

地球の存在も、降り注ぐ太陽のエネルギーで成り立ちます。石油は、古来の植物などの化石のエネルギーですし、ヒトが生きることができるのも、様々な形態に変換されていく、このようなエネルギーを利用できるからです。

その始まりが138億年前に起きた極小エネルギーの塊から初めて物質が世の中に生まれた瞬間、いわゆるビッグバンによる宇宙誕生です。やがて太陽が100億年前に、そして46億年前に地球が、さらに8億年前にシアノバクテリアという微生物によって酸素が爆発的に生み出され、現在の地球環境と生命の連鎖が確立されていきました。

そして産業革命以降、発掘された化石エネルギーを燃やし利用しながら、森林伐採や化学物質の使用で、今度は自然と生態系を破壊し続けています。地球を痛めつけ、異常気象の多発という症状から地球が病に犯されつつあることを、今さらながら憂えています。気候変動危機です。

身から出た錆ではありますが、早急な対策（治療）が必要であることは明白です。地球を守るための有効な治療として持続可能な開発目標（ＳＤＧｓ）を世界で打ち出していく。そのことは、ヒトでいうところの生活の改善と健康増進、ということになるのでしょうか。

地球はこれまでビッグファイブとよばれる5回の大量絶滅（原因は大噴火・氷河・小惑星衝突・地磁気逆転・ガンマ線バーストなど）と大繁栄を経験しています。多くの種が絶滅して、その都度新しい種が出現して全く新しい世界をつくりあげてきました。

現在のヒトの時代は、地質学的にはアントロポセン（Anthropocene）すなわち人新世《ひとしんせい》とよばれています。これは現在のヒトの活動が、これまでのビッグファイブと同様な地質学的変化を地球に刻み込んでいるという理由からです。

「生き物が生きるのは宇宙の意志、人為的にそれをさえぎるのは悪」激戦地の戦いで片腕を失ってしまった『ゲゲゲの鬼太郎』の著者である故水木《みずき》しげる氏は、戦争の無意味さをこう言い記しています。

「資本（お金）や権力のため、協力より争いを選び、環境破壊と化学物質の複合汚染をこのまま加速し続ければ、地球とヒトの幸せな共存生活は破綻します。大胆な方向転換の決断をしないと、20万年間進化し続けてきたホモ・サピエンスが築き上げてきたバベルの塔は崩壊し、地球に6回目の絶滅をもたらす日がくるかもしれません」。

過去を振り返り、現在を再考し、未来のために行動を起こす、そういったビジョンとベクトルで世界が統一されることと、読んでいただいた方々の健康を願って筆をおきます。

最後まで読んでいただき本当にありがとうございました。

※詳細なリサーチと可能な限り最新で信頼性の高い情報をもとにして書かれていますが、見解の相違や新情報・新発見などで不備な点があるかもしれません。ご意見やご指摘をお願いいいたします。

著者略歴

１９６１年、北海道に生まれる。昭和大学医学部を卒業し、昭和大学病院第一内科入局。その後、今給黎総合病院呼吸器内科に勤務する。

The New England Journal of Medicine 掲載論文にて医学博士号取得。

昭和大学病院救急医学科助手を経て、菊名記念病院呼吸器内科部長となる。１９９８年、深浦内科クリニックを開業。

ＡＴＰと食生活栄養革命《しょくせいかつえいようかくめい》

―― バターコーヒー・おからパウダー・食物繊維《しょくもつせんい》の力《ちから》

二〇二五年五月一一日　第一刷発行

著者　深浦麻人《ふかうらあさと》

発行者　古屋信吾

発行所　株式会社さくら舎　http://www.sakurasha.com

東京都千代田区富士見一-二-一一　〒一〇二-〇〇七一

電話　営業　〇三-五二一一-六五三三　ＦＡＸ　〇三-五二一一-六四八一

編集　〇三-五二一一-六四八〇　振替　〇〇一九〇-八-四〇二〇六〇

装丁　アルビレオ

印刷・製本　モリモト印刷株式会社

ISBN978-4-86581-461-3